CFS - CHRONIC FATIGUE SYNDROME

CFS – CHRONIC FATIGUE SYNDROME

VERSTEHEN • URSACHEN BEHANDELN • BESCHWERDEFREI LEBEN

Dr. med. Joachim Strienz

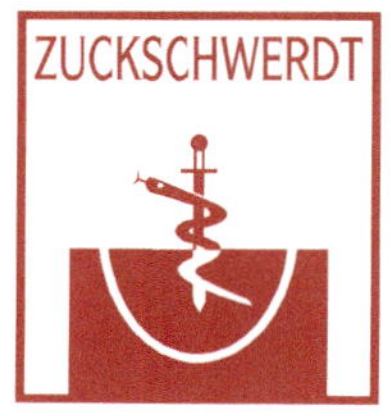

Aktuelles

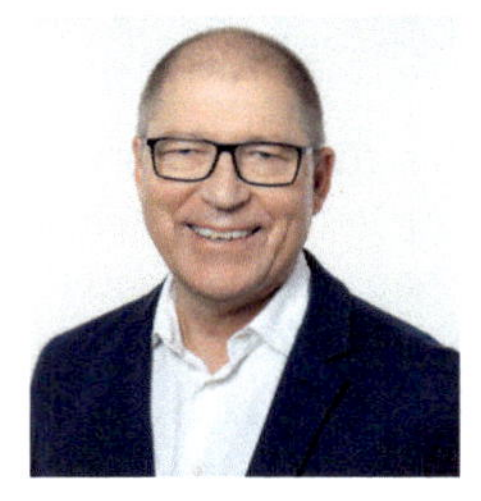

Leider konnte die neue Rituximab-Studie die Ergebnisse der ersten Vorstudien nicht betätigen. Die Meldung aus Norwegen war eine große Enttäuschung für alle Menschen, die an CFS erkrankt sind, für deren Familien, aber auch für alle Selbsthilfegruppen.

Sie erinnern sich vielleicht noch: In kleineren Studien hatten Forscher sensationelle Effekte mit dem Antikörper Rituximab erzielen können. Die norwegischen Forscher Dr. Øystein Fluge und Dr. Olav Mella aus Bergen hatten 2011 eine klinische Studie mit diesem Medikament zur Behandlung von ME (benigne myalgische Enzephalomyelitis) und CFS (chronic fatigue syndrome) publiziert, die viel Aufsehen erregt und große Hoffnungen geweckt hatte. Die randomisierte, doppelblinde, placebo-kontrollierte Studie, an der insgesamt 30 Patienten teilgenommen hatten, war eine Sensation. 10 der 15 mit dem Medikament behandelten Patienten erlebten eine signifikante Verbesserung ihres Zustands, und 2 davon erholten sich sogar vollständig und sind bis heute symptomfrei.

Gründe, warum sich die vielversprechenden Ergebnisse zu Rituximab nicht wiederholen ließen, sind derzeit noch nicht klar. Es kann sein, dass es Unterschiede zwischen den Patienten gibt, die in verschiedenen Stadien untersucht wurden. Es kann sein, dass nur eine kleine Anzahl von Patienten, vielleicht eine Untergruppe, positiv auf Rituximab reagiert. Dies muss weiter geklärt werden.

Aus diesem Grund wurde das Kapitel „Rituximab bei CFS" in der neuen Auflage weggelassen.

Was bleibt, ist die steigende Zahl von Wissenschaftlerinnen und Wissenschaftlern, die mithelfen möchten, eines der ganz großen Geheimnisse in der Medizin zu entschlüsseln, nämlich die Ursache und die Heilung von CFS. Zudem hat das norwegische Team keineswegs das Interesse an einer Fortsetzung ihrer Forschung verloren. Größtes Hindernis bei der Entschlüsselung von CFS ist bis heute, dass diese Krankheit weltweit stark unterfinanziert ist, sowohl in der Forschung, aber auch in der Patientenversorgung und in der Ausbildung der Ärzte.

Während die Rituximab-Studie ihr Hauptziel verfehlt hat, nämlich ein erstes Medikament für die Behandlung von CFS-Patienten zur Verfügung stellen zu können, bleibt festzuhalten, dass die Auswirkungen weltweit enorm waren. Das kleine Land Norwegen hat gezeigt, dass es auch große Themen weiterentwickeln kann. In diesem Zusammenhang darf auch das Versagen in Deutschland nicht unerwähnt bleiben, das weltweit bei CFS als Schlusslicht in der Förderung, Erforschung und Versorgung gilt. Diese Erkrankung wird immer noch von den staatlichen Stellen komplett ignoriert.

Mein größter Wunsch ist, dass dieses Buch mithilft, diese schwere Erkrankung in Deutschland bekannter zu machen, und dass es dazu beiträgt, den betroffenen Menschen eine Hilfe anzubieten, um die dramatischen Einschränkungen des täglichen Lebens besser bewältigen zu können.

Ich bedanke mich sehr beim Verleger des Zuckschwerdt-Verlags, Herrn Dr. Jörg Meidenbauer, für sein Interesse an der Fortführung und an der weiteren Verbesserung dieses Buches.

Dr. med. Joachim Strienz

INHALT

KAPITEL 1

Einleitung

Was bedeutet chronisches Erschöpfungssyndrom?

Das chronische Erschöpfungssyndrom (chronic fatigue syndrome = CFS) ist eine komplexe Erkrankung, die sich vor allem in einer extremen Erschöpfung oder einer raschen Erschöpfbarkeit äußert. Dieser Zustand muss mindestens sechs Monate andauern und zu einer schwerwiegenden Leistungsminderung gegenüber dem früher Gewohnten führen. Die lähmende Erschöpfung macht jedoch nur einen Teilbereich der Erkrankung aus. Es bestehen weitere schwerwiegende Symptome, die zusätzlich zu einer Leistungsminderung beitragen.

Zu CFS gehören auch Kopfschmerzen, Halsschmerzen, Muskel- und Gelenkschmerzen, Konzentrations- und Gedächtnisstörungen, druckempfindliche Lymphknoten, ein nicht erholsamer Schlaf, eine anhaltende Verschlechterung des Zustandes und eine verminderte Leistungsfähigkeit nach körperlichen Anstrengungen.

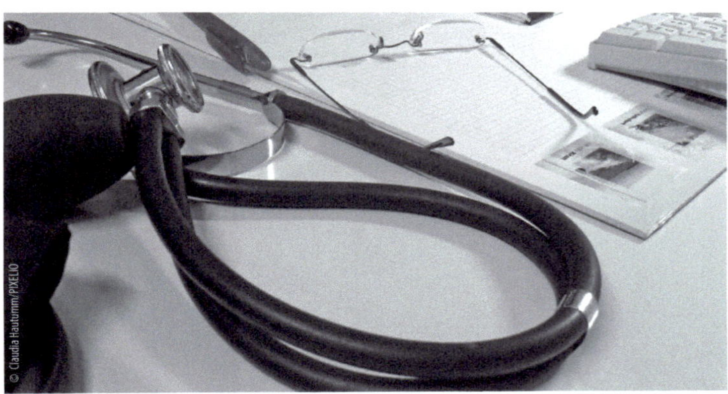

CFS-Kranke können außerdem zusätzlich an Nervenschmerzen, Zuckungen und Kribbeln am Körper, Allergien, Depressionen, Ohrgeräuschen, Schwindel, Benommenheit, Sehstörungen, Fieber bzw. Fiebergefühl, wiederkehrenden Infekten, Magen-/Darmbeschwerden und anderen Symptomen leiden. Als verwandte Erkrankungen gelten das Fibromyalgie-Syndrom (FMS) und die multiple Chemikalien-Sensitivität (MCS).

Der Beginn der Erkrankung ist unterschiedlich. Bei der Mehrzahl der Betroffenen beginnt es schlagartig, andere berichten von einer schleichenden Verschlechterung ihres Befindens. Die Beschwerden können jahrelang anhalten.

Über die Ursachen und Krankheitsmechanismen des CFS liegen erste Forschungsergebnisse vor. Alles deutet darauf hin, dass als Auslöser der Erkrankung eine Störung der Mitochondrienfunktion vorliegt. Mitochondrien sind die Kraftwerke der Zellen. Sie sind dafür verantwortlich, dass die Zellen genügend Energie bekommen, denn ohne Energie kann eine Zelle nicht richtig funktionieren.

Wie wird die Diagnose gestellt?

CFS ist eine Erkrankung, die Ärzten und auch Betroffenen oft nicht bekannt ist. Es gibt für CFS bislang keine Labortests, die die Krankheit nachweisen können. So führte bisher der Weg zur Diagnose über eine gründliche Anamnese, eine eingehende körperliche Untersuchung und den Ausschluss anderer Erkrankungen, die ebenfalls eine andauernde Erschöpfung verursachen können.

Wie wird die Krankheit behandelt?

Eine allgemeine Therapieempfehlung gibt es bisher nicht. Es muss individuell ausgetestet werden, welche Medikamente das Krankheitsbild bessern können. Je nachdem, wie sich die Krankheit bei dem jeweiligen Patienten zeigt, können der Ausgleich von Mangelzuständen, die Behandlung chronischer Infektionen, eine Ernährungsumstellung, eine Behandlung mit Mikronährstoffen und auch psychotherapeutische Unterstützung hilfreich sein.

Die Lebenssituation der Erkrankten

CFS-Kranke leiden nicht nur unter ihrer Krankheit, sondern auch unter den sozialen, psychischen und materiellen Folgen ihrer Erkrankung.

Sie stoßen mit ihrer nicht sichtbaren Behinderung in einer unzureichend informierten Gesellschaft häufig auf Unverständnis. Leider werden sie auch oft von Ärzten nicht ernst genommen. Sie werden häufig vorschnell als psychisch labil angesehen. Manche Patienten verheimlichen ihre Symptome und versuchen mit letzter Kraft, ihre Einschränkungen, z. B. am Arbeitsplatz, zu kompensieren. Angst vor dem Verlust des Arbeitsplatzes, vor andauernder Arbeitsunfähigkeit und Scham über das reduzierte Leistungsvermögen können eine zusätzliche Belastung sein. Auseinandersetzungen mit Krankenkassen und anderen Leistungsträgern zu Diagnostik, Therapie, Rehabilitation oder Berentung verschlimmern in vielen Fällen die Situation der Erkrankten.

Wie häufig kommt CFS vor?

Über die Verbreitung von CFS gibt es für Deutschland keine gesicherten Angaben. Nach neuesten Untersuchungen liegt die Häufigkeit in der Bevölkerung zwischen 0,24 % und 0,42 %. Das bedeutet, dass in Deutschland etwa 200 000 bis 300 000 Menschen mit CFS leben. In den USA wird CFS als schwerwiegende Krankheit angesehen. Die amerikanische Gesundheitsbehörde CDC (Centers for Disease Control and Prevention) hat CFS in die Liste der Krankheiten mit höchster Priorität für die weitere Erforschung aufgenommen.

Die Weltgesundheitsorganisation WHO listet CFS in der internationalen Klassifikation der Krankheiten (ICD) unter dem Diagnoseschlüssel G 93.3.

CFS kommt bei Frauen häufiger als bei Männern vor. Auch Kinder und Jugendliche können von CFS betroffen sein. In Studien konnte nachgewiesen werden, dass diese meist einen günstigen Verlauf aufweisen.

Welche Schweregrade gibt es bei CFS?

Die Schwere der Erkrankung und die Ausprägung der Symptome können bei CFS sehr unterschiedlich sein. CFS wird in vier Schweregrade eingeteilt:

1. *Leicht:* Der Patient ist mobil und kann selbst für sich sorgen. In der Regel ist er noch arbeitsfähig. Soziale Kontakte und Freizeitaktivitäten sind auf ein Minimum reduziert. Um durchzuhalten müssen immer wieder freie Tage genommen werden. Das Wochenende wird benötigt, um die Woche zu überstehen.
2. *Mäßig:* Die Mobilität ist bereits eingeschränkt, alle Aktivitäten des Alltags sind begrenzt. Die Arbeit musste aufgegeben werden. Nachmittags sind ein bis zwei Stunden Schlaf nötig. Der Nachtschlaf ist schlecht.
3. *Schwer:* Der Patient kann nur noch wenige ganz einfache Tätigkeiten, wie etwa Zähne putzen, ausführen. Gedächtnis- und Konzentrationsprobleme sind ausgeprägt. Zeitweise ist ein Rollstuhl nötig. Nach Belastungen verschlimmern sich die Symptome.
4. *Sehr schwer:* Der Patient ist bettlägerig und pflegebedürftig. Lärm und Licht werden schlecht vertragen.

Ist CFS eine psychische Erkrankung?

CFS ist keine psychische Erkrankung. Die Ursache von CFS ist eine gestörte Funktion der Mitochondrien in den Zellen, wodurch ein Energiemangel entsteht. Psychische Veränderungen entstehen als Reaktion auf die Erkrankung. Psychotherapie und Psychopharmaka führen nicht zur Heilung. Psychotherapie kann jedoch dabei helfen, besser mit der Erkrankung umzugehen. Oft verschlimmern Psychopharmaka die Beschwerden.

KAPITEL 2

Geschlechtsspezifische Unterschiede bei CFS

Frauen erkranken häufiger an CFS als Männer; und sie haben eine helle Hautfarbe. Diese Aussage war das Ergebnis früherer Studien. Statistisch gesehen kam auf drei erkrankte Frauen ein Mann. Kinder waren seltener betroffen. Am häufigsten erkrankten Menschen im Alter zwischen 30 und 45 Jahren.

Grundsätzlich können aber Menschen aller Altersgruppen betroffen sein. Alle sozioökonomischen Schichten einer Bevölkerung können an CFS erkranken. Möglicherweise hatten aber die farbige Bevölkerung und Randgruppen weniger Möglichkeiten, einen Arzt aufzusuchen, sodass in dieser Bevölkerungsgruppe die Erkrankung seltener diagnostiziert wurde. Dies ist auch der Grund, weshalb die Häufigkeit der Erkrankung bisher unterschätzt wurde. Wurde bisher von einer Zahl von etwa 250 Erwachsenen mit CFS unter 100 000 Menschen ausgegangen, erhöhte sich die Zahl auf über 400 von 100 000, wenn auch Untersuchungen in sozialen Randgebieten von Städten mit medizinischer Unterversorgung durchgeführt werden.

In Gemeinden mit einem hohen Anteil an Migranten betrug die Erkrankungsrate sogar über 700 von 100 000. Neuere Studien zeigen, dass zunehmend auch farbige Menschen an CFS erkranken und der Frauenanteil nur noch etwa 2 zu 1 beträgt. Statistisch gesehen tritt CFS 10-mal häufiger auf als Lungenkrebs oder Brustkrebs. CFS ist bei Frauen 40-mal häufiger als AIDS. CFS ist somit eine der bedeutendsten Erkrankungen bei Frauen. Auch die Altersstruktur hat sich in den neueren Studien etwas verschoben. Dort war die Altersgruppe der 40- bis 49-Jährigen am stärksten vertreten.

Warum sind Frauen anfälliger für CFS?

Um das herauszufinden, wurden die Hormone überprüft, die Botenstoffe (Neurotransmitter) des Gehirns untersucht, das Immunsystem abgeklärt und genetische Untersuchungen durchgeführt. Oder sind auch traditionelle Geschlechterrollen mitbeteiligt?

Die Hormone als Erstes zu untersuchen macht Sinn. Die Basishormone Östrogen und Testosteron beeinflussen das zentrale Nervensystem und die Schmerzverarbeitung. Testosteron, also das männliche Hormon, hat protektive Eigenschaften auf die Muskulatur und verzögert die Ermüdung der Muskulatur. Frauen verfügen über weniger Testosteron und sind deshalb anfälliger dafür.

Frauen haben auch weniger Kortisol, das klassische Stresshormon, zur Verfügung. Stressbelastungen werden deshalb von Frauen weniger gut toleriert; eingeschlossen sind Krankheiten, Überanstrengungen oder das morgendliche Aufstehen. Auch ein Progesteronmangel bei Frauen verstärkt die Krankheitserscheinungen, denn der Körper wandelt Progesteron in Kortisol um. Eine interessante Beobachtung dazu ist, dass Frauen, die in ihrer Partnerschaft unzufrieden sind, durchschnittlich niedrigere Kortisolspiegel im Blut haben. Bei Männern findet man keine Unterschiede. Dieses Beispiel soll zeigen, dass Frauen durch bestimmte Lebensbedingungen stärker mit Veränderungen ihrer Hormonlage reagieren als Männer.

Zwischen Frauen und Männern gibt es auch Unterschiede bei den Neurotransmittern, den Botenstoffen im Gehirn. Einer dieser Botenstoffe, nämlich das Serotonin, ist bei Frauen im Durchschnitt niedriger als bei Männern. Dieser Botenstoff hat zu tun mit Schmerzverarbeitung, Schlaf, Ängstlichkeit und Depression. Ein Anstieg des Serotonins verbessert zumindest bei leichteren Krankheitserscheinungen das Befinden. Diese Beobachtung gilt aber nicht für Medikamente aus der Gruppe der Serotoninwiederaufnahmehemmer (SSRI). Ein zu niedriger Serotoninspiegel scheint bei Frauen mehr Probleme zu machen als bei Männern.

Beim Immunsystem wird angenommen, dass Frauen häufiger an einem überaktiven Immunsystem leiden als Männer. Chronische Infekte z. B. mit Viren könnten dabei eine Rolle spielen. Frauen haben häufiger Autoimmunkrankheiten als Männer. Entzündungsfördernde Substanzen, die vom Immunsystem gebildet werden, erzeugen Muskel- und Gelenkschmerzen.

Zahlreiche genetische Auffälligkeiten sind inzwischen ebenfalls bekannt. Sie betreffen die Stoffwechselfunktionen des Serotonins, der Katecholamine und des Kortisols. Möglicherweise verursachen dann diese Stoffwechselstörungen unterschiedliche Reaktionen bei Männern und Frauen.

Männer reden normalerweise weniger über ihre Beschwerden als Frauen. Sie gehen seltener zum Arzt, um sich untersuchen zu lassen. Krank zu sein, bedeutet Schwäche. Diese Tatsache kann eine Rolle spielen, warum Frauen statistisch gesehen häufiger an CFS erkranken als Männer.

KAPITEL 3

Eine Patientin berichtet

Gabriele H., eine Patientin mit CFS, berichtet über ihre Erkrankung

„Ich bin eine Frau von Mitte 40, 165 cm groß, wiege 50 kg, habe drei Kinder im Alter zwischen 18 und 22 Jahren sowie einen liebevollen, verständnisvollen, intelligenten Mann und zwei adoptierte Hunde. Ich denke, ich bin eine typische Stier-Geborene mit den typischen Eigenschaften: sehr diszipliniert, zielorientiert, ehrgeizig, zeitweilig sehr dickköpfig und stur sowie ausgestattet mit einem Hang zum Perfektionismus. Meine Hobbys waren neben dem extrem starken Wunsch, aus meinen Kindern wertvolle und zufriedene Erwachsene zu machen, Balletttraining, regelmäßiges kurzes Joggen, Tiefseetauchen, Fallschirmspringen und Spaziergänge in der Natur, oft auch alleine im Dunkeln am Waldrand. Ich hatte selten mit Ängsten oder Phobien zu kämpfen, ganz im Gegenteil. Es ist mir wichtig, dies extra zu erwähnen. Als ich mich hingesetzt habe, diese Zeilen zu schreiben, fiel mir im Nachhinein auf, dass ich schon viele Jahre vor Ausbruch der Krankheit mit ständigem Frieren zu kämpfen hatte und mich seltsamerweise oft nicht alleine wieder aufwärmen konnte. Ich erinnerte mich wieder daran, dass ich nach zwei bis drei Monaten extremer Ansprüche an mich hin und wieder so erschöpft war, dass ich zwei Tage im Bett bleiben musste und fast die ganze Zeit geschlafen habe. Glücklicherweise kam dies erst zu einer Zeit, als meine Kinder bereits alt genug waren, auf sich selbst aufzupassen.

Im Mai 2003 hatte ich eine schwere Virusgrippe mit sehr hohem, lang anhaltendem Fieber, was ja an sich ein gutes Zeichen ist. Als aber die Grippe nach zwei Wochen am Abklingen war, bin ich erschrocken, dass ich ein anderer Mensch geworden war. Ich war immer ein schnell denkender Mensch und so war ich total geschockt von dem, was ich nun erleben musste. Ich hatte große Schwierigkeiten, Sätze zu bilden, mir fielen plötzlich Namen und

Geschehnisse nicht mehr ein; ich musste mich regelrecht plagen, um sinnvolle Sätze zu bilden. Meine Sinneswahrnehmungen hatten sich irgendwie verändert, denn ich habe jedes Geräusch viel lauter, fast schmerzhaft wahrgenommen. Dazu kam, dass ich total verängstigt war; ich kann heute nicht mehr sagen, wovor ich Angst hatte. Auf körperlicher Ebene war ich total geschwächt, sodass ich meistens gar nicht mehr aufstehen konnte. Ich habe gezittert und wenn ich nur eine kleine Anstrengung, wie Autofahrten oder einen Besuch beim Arzt, unternommen habe, war ich total geschafft und meine Knie haben gezittert. Dazu kam, dass ich ständig Durchfälle hatte, verbunden mit ständiger furchtbarer Übelkeit. Ich war gezwungen, alle zwei Stunden zu essen, damit ich mein Gewicht wenigstens einigermaßen halten konnte und damit ich wenigstens etwas Energie hatte. Übrigens habe ich, seit ich 12 Jahre alt bin, schwerste Verstopfungen. Schon als Kind wurden mir oft Abführmittel verschrieben. Dazu kamen ständig Halsschmerzen, schlimme Muskelschmerzen und Muskelschwächen. Und ich konnte plötzlich nicht mehr schlafen und habe angstvoll in den Nächten gewacht.

Ich war bis dahin immer ein Do-it-yourself-Mensch, habe aber gespürt, dass ich dies nicht alleine in den Griff bekommen könnte. So habe ich den ersten Arzt aufgesucht, der auch ganz positiv war und meinte, dies schnell in den Griff zu bekommen. Er wollte ein Blutbild machen. Seiner Ansicht nach war meine „Kortison-Achse" gestört. Das Blutbild kam zurück und war zu seinem Erstaunen aber weitgehend normal. Ich war dann noch vier weitere Male in meiner Hilflosigkeit bei ihm, um irgendeine Antwort zu erhalten. Als er mich aber bei meinem letzten Besuch gefragt hat, ob ich bereits Stimmen hören würde, wusste ich, dass ich hier nicht richtig war.

Dieses „Spielchen" habe ich noch mit drei bis vier weiteren Ärzten gespielt, bis ich dann ganz verzweifelt war. Ich wusste genau, dass ich keine Depressionen hatte; ich wusste genau, dass irgendetwas in meinem Körper ganz falsch lief und ich habe versucht, den Ärzten zu vermitteln, dass ich vor dieser Grippe ein sehr glücklicher Mensch war. Mein Mann und ich haben endlich Reisen unternommen, die Kinder waren fast erzogen und bereit, auf die Uni zu gehen. Ich hatte einen Job, den ich wirklich gemocht hatte und in dem ich gefordert war, und ich hatte nette Freunde.

Immer wieder habe ich versucht, in die Köpfe der mich behandelnden Ärzte vorzudringen und zu erzählen, dass mir Ängste bis jetzt fremd waren und dass ich noch nie in meinem Leben mit Durchfällen zu kämpfen hatte usw. Und zum Schluss hatte ich das Gefühl, dass der jeweilige Arzt mich eigentlich als Patient nicht mehr haben wollte, da ich nicht ins Schema F gepasst habe. Ich habe mich dann von einem Arzt tatsächlich überreden lassen, zu einem Psychotherapeuten zu gehen.

Wir hatten ein gutes Gespräch; zum Schluss hatte ich soviel über den Therapeuten herausgefunden wie er über mich und ich wurde mit den Worten entlassen, dass ich einfach in die „Wechseljahre" käme und da ist es eben so. Ich müsste einfach lernen, dass dies mein neues Leben wäre. Wenn ich wollte, könnte ich Antidepressiva einnehmen und die Welt wäre viel schöner um mich herum. Ich kann gar nicht beschreiben, was ich bei diesen Worten empfunden habe: Wut, Erschöpfung.

Ich habe für mich einen Strich unter alle Ärzte gemacht. Ich hatte es ehrlich probiert und ich glaube, die verschiedenen Ärzte haben auch gesehen, dass ich eigentlich kein depressiver, von Psychosen zerfressener Patient war. Da ich zu schwach zum Arbeiten war, habe ich angefangen, das Internet „auf und ab zu jagen". Ich habe mir alle Krankheiten, die nur im Entferntesten passen konnten, angesehen und nach ein paar Jahren war ich kompetent genug, um mich mit den Ärzten auseinanderzusetzen. Dies hat den meisten Ärzten ganz und gar nicht gefallen und oftmals hatte ich den Eindruck, dass manche Ärzte keinen aufgeklärten Patienten wollen. Wahrscheinlich habe ich sie ganz unbewusst in eine Position manövriert, in der sie vor sich selbst zugeben mussten, dass ihre Kompetenz und ihr Wille zur Forschung einfach nicht reichten. Wir alle werden in unserem Berufsleben einmal oder öfters mit unserer eigenen Inkompetenz konfrontiert und müssen dies schlucken, auch wenn's wehtut. Aber Ärzte sehen dies offenbar als Ehrenschuld an.

Als ich bereits aufgegeben hatte, bekam ich die Adresse eines berühmten Privatarztes und mit Entsetzen bin ich die Strecke von Stuttgart nach München von meinem Mann gefahren worden. Ich habe ja immer so furchtbar gezittert und war für Stunden ganz aufgeregt. Dieser Arzt hat dann zum ersten Mal herausgefunden, dass meine Schilddrüse eine Unterfunktion aufwies und die Hormonachse sehr verschoben war. Er hat alles ganz sanft korrigiert und langsam, langsam ging es mir besser. Und plötzlich konnten auch andere Mediziner herausfinden, dass ich autoimmune Prozesse in meinem Körper hatte, in diesem Fall Hashimoto-Thyreoiditis.

Gegen Ende des Jahres 2003 habe ich wieder mit dem Arbeiten begonnen, manche der Symptome waren weg oder gemildert, andere habe ich einfach versucht zu ignorieren. Dies ging mehr oder weniger gut. In dieser Zeit habe ich zuerst von acht Stunden auf sechs Stunden gewechselt; dies ging wieder eine Weile und nach einigen Monaten musste ich meinem Chef gestehen, dass ich immer noch nicht klarkam. So habe ich zum Ende teilweise nur noch 25 % gearbeitet und gedacht, damit müsste mein Körper doch nun klarkommen. Fakt war, dass ich körperlich so schwach wurde, dass ich an den Tagen, an denen ich gearbeitet habe, bis eine Stunde vorher im Bett war und nur geatmet habe und versucht habe, mit Meditation und Autosuggestion auf die Beine zu kommen. Ich habe dann eine kalte Dusche genommen und mehr schlecht als recht die vier Stunden Arbeit abgeleistet. Nach drei Stunden voller Konzentration hatte ich meist so schlimme Kopfschmerzen, dass ich fast nichts mehr sah, und ich musste mich zusammennehmen, dass ich keinen Fehler gemacht habe. Immer wieder habe ich einen Arzt konsultiert, aber ohne richtige Diagnose bis auf die Hashimoto-Thyreoiditis und evtl. andere autoimmune Prozesse wie Lupus erythematodes.

Gegen Mitte bis Ende des Jahres hatte die Müdigkeit und die Schmerzen in meinen Muskeln mich so im Griff, dass ich oft zu schwach war, nach dem Dienst nach Hause zu fahren, und Angst hatte, einen Unfall zu verursachen. All diese Jahre habe ich versucht, meine Krankheit und meine furchtbaren Symptome für mich zu behalten, aus lauter Angst, dass ich als verrückt eingestuft werden könnte. Dann bin ich einmal in der Arbeit zusammengebrochen und mein wirklich liebenswerter Chef aus Frankfurt hat mir damals geraten, eine lange Auszeit zu nehmen.

Zu diesem Zeitpunkt hatte ich noch eine Gesprächstherapie gemacht und wir sind bis in meine Kindheit zurückgegangen, ohne eigentlich etwas Nennenswertes zu finden. Ich bin trotzdem weiterhin hingegangen, da ich die Therapeutin ins Herz geschlossen hatte und sie die Einzige war, die gesehen hat, wie müde und erschöpft ich eigentlich zu diesem Zeitpunkt bereits war. Sie hat mich weinen lassen, ohne mir Selbstmitleid vorzuwerfen.

Mein Chef hat mir geraten, nochmals einen Anlauf zu unternehmen, einen Arzt aufzusuchen, der mir weiterhelfen könnte. Eigentlich habe ich nicht erwartet, dass er die Ursache meiner Probleme findet. Nach vielen Untersuchungen und Beobachtungen war er der Meinung, ich hätte CFS.

Zu diesem Zeitpunkt hatte ich bereits schwerste Symptome wie ständigen Drehschwindel und Durchfall, Schmerzen in meinen Gelenken und Muskeln, die nicht mehr auszuhalten waren, ständige Unterzuckerung und das Gefühl, jetzt entweder jeden Moment umzufallen oder einen Krampfanfall vor lauter Schwäche zu haben. Ich hatte einmal einen solchen Krampfanfall nach extremer Überlastung. Außerdem ständige Halsschmerzen, das Gefühl krank zu sein, geschwollene Lymphknoten und ständig Entzündungen, in meinem Fall Blasenentzündungen.

Meist war ich so schwach, dass ich bettlägerig war. Lesen konnte ich meist auch nicht mehr, da meine Augen plötzlich zu angestrengt waren. Zu diesem Zeitpunkt hat mir mein Arzt geraten, einen Rentenantrag wegen Erwerbsunfähigkeit zu stellen. Gegen den Willen meines Mannes habe ich dies getan und wurde von einem Gutachter zum nächsten geschickt. Man hat mir ins Gesicht gesagt, dass es CFS nicht gibt und dass ich mich entweder anstelle oder eine schwere neurologische Erkrankung hätte. Total verunsichert habe ich mich nochmals in eine Universitätsklinik einweisen lassen zur Abklärung auf Myasthenie, Lupus erythematodes, Multiple Sklerose, Morbus Parkinson sowie auf Enzephalitis. Mein Nervenwasser wurde untersucht und verschiedene Muskeltests wurden vorgenommen. Ach ja, auf Epilepsie wurde ich auch untersucht.

Trotz aller Tests hat die Rentenversicherung mich nicht als kranken Menschen anerkannt und mich in eine psychosomatische Kur geschickt. In diesem Kurhaus wurden wieder hauptsächlich Gesprächstherapie und Gruppensitzungen angeboten, was meine Schmerzen nicht im Geringsten beeindruckt hat. Aber nie hatte ich ganz aufgegeben, ich habe innerlich immer gedacht, dass es irgendwo einen Schlüssel zu all dem geben muss. Nur manchmal, wenn die Schmerzen unerträglich waren und ich mich wochenlang nicht bewegen konnte vor lauter Schwäche und nur wie ein atmender Zellhaufen im Bett lag, egal ob wochentags oder am Wochenende, war ich eine große Belastung für meine Familie.

Heute geht es mir viel besser. Ich kann wieder am Leben teilnehmen. Ich kann immer noch nicht arbeiten, aber ich mache jeden Tag einen Spaziergang, ich koche und erledige meinen Haushalt und kann mit meiner Familie ab und zu ausgehen. Ich muss nach wie vor meine Kräfte einschränken und eine Art „pacing" betreiben, d. h. ausrechnen, wie viel Kraft ich für jeden Tag zur Verfügung habe. Aber ich habe wieder angefangen, Yoga zu machen und manchmal etwas Gewichtstraining, um wieder Kraft zu bekommen. Bevor ich bettlägerig wurde, fiel mir außerdem auf, dass ich keinerlei körperliche Bewegung mehr machen konnte, also kein Balletttraining oder Krafttraining. Mir wurde sofort eiskalt und ich hatte schlimmste Schmerzen. All dies habe ich ständig den Ärzten erzählt, die mir geraten hatten, etwas Sport zu machen, um meine „Depression" in den Griff zu bekommen. Ich kam ja vom Sport und wusste, wie man sich nach einem guten Training fühlt, wenn der Körper all diese Endorphine ausschüttet. Nun, bei mir war dies genau das Gegenteil. Jetzt habe ich manchmal Tage, an denen ich gar keine Schmerzen mehr habe.

Ich habe mit Vitamin B_{12} angefangen. Ich spritze mir das selbst; auch da kommt es auf das richtige B_{12} an und vor allem auf die Geduld. Drei Monate habe ich nichts bemerkt, bis ich plötzlich feststellen durfte, dass mein Zittern wegging, meine Schmerzen viel, viel weniger wurden und meine Muskeln wieder mehr Kraft bekamen. Danach wurde Kryptopyrrolurie festgestellt und ich habe auch Vitamin B_6, Zink und Mangan eingenommen. Außerdem Coenzym Q10, Omega-3-Fettsäuren sowie MSM, Taurin, L-Carnitin und ein Vitamin E. Alle 14 Tage lasse ich mir Glutathion spritzen.

Alle meine Nahrungsergänzungen, Vitamine und Mineralstoffe wirken nicht alleine, sondern bei mir nur als Ganzes. Das Leben wird ein anderes, aber nicht unbedingt ein schlechteres, wenn man sich erst einmal an die Veränderungen gewöhnt hat. Oftmals konnte meine Familie meine endlose Suche und Beschäftigung mit Krankheiten, mit biochemischen Vorgängen im menschlichen Körper nicht mehr ertragen, da ich zu allem Übel auch noch ständig darüber diskutieren wollte. Mein größter Wunsch wäre es, etwas von meinen Erfahrungen davon selbstlos anderen „Betroffenen" weiterzugeben.

Nachdem ich mit Einverständnis der psychosomatischen Klinik bereits nach einem Tag wieder nach Hause gefahren bin, habe ich einen langen Brief an die Rentenversicherung geschrieben und meine Lage ausführlich dargestellt. Zu meiner Überraschung hat die Rentenversicherung nach vielen Monaten doch noch meine Erwerbsminderung anerkannt und ich erhalte von nun an eine Rentenzahlung."

KAPITEL 4

Woher kommt der Name CFS? Ein historischer Überblick

In den vergangenen fünfzig Jahren hat es etwa über fünfzig verschiedene Bezeichnungen für diese Erkrankung gegeben. Manche Bezeichnungen waren auch diskriminierend wie „Yuppie flu". Andere Namen, die heute nicht mehr benutzt werden, beziehen sich auf örtlich und zeitlich begrenzte Krankheitshäufungen wie z. B. „Lake-Tahoe-Krankheit" und „Iceland Disease" oder auf Hypothesen zur Krankheitsentstehung wie z. B. „Epstein-Barr-Syndrom" oder „familiäre Mononukleose". Es gibt Namen, die auf die Muskelsymptomatik bezogen waren, wie „epidemische Myositis" oder neuromuskuläre Bezeichnungen wie „lymphozytäre Enzephalomyelopathie". Aber auch die Störung des Immunsystems wurde berücksichtigt wie „chronisches Immunaktivierungssyndrom".

Die wichtigsten internationalen Bezeichnungen sind heute ME (benigne myalgische Enzephalomyelitis) und CFS (chronic fatigue syndrome). Dem Namen ME liegt die Hypothese zugrunde, dass am Krankheitsgeschehen die Muskulatur (myalgic), das Rückenmark (myel-) und ein gutartiger (benigner) entzündlicher Prozess im Gehirn (enzephalo-) beteiligt sind. Nicht immer wird unter ME und unter CFS das Gleiche verstanden, denn es gibt in einzelnen Ländern jeweils eigene Definitionen. Dadurch werden leider wissenschaftliche Studien und weitere Untersuchungen erschwert.

Die Initiative zur Umbenennung der Erkrankung kommt aus den USA. Dort wurde 1988 die Bezeichnung CFS durch das CDC (Centers for Disease Control and Prevention) für das Krankheitsbild festgelegt.

Waren in der ersten CFS-Definition noch Hinweise auf einen vermuteten infektiösen Hintergrund enthalten und der schlagartige Beginn (sudden onset) Kriterium für CFS, so bezieht die neuere Fukuda-Definition von 1994 mehr Patienten ein. Die breiter gefasste Definition zielt darauf ab, auch Untergruppen einzuschließen. Patienten mit psychischen Auffälligkeiten sollen nicht von vornherein ausgeschlossen werden. Die Definition von

1994 unterscheidet zwischen kurzfristigen Erschöpfungszuständen, ungeklärter chronischer Erschöpfung und CFS als Komplex von Symptomen. Ein Nachteil ist, dass der Begriff die Aufmerksamkeit hauptsächlich auf eines der Symptome, nämlich die Erschöpfung, lenkt. Der CFS-Kranke leidet aber meist an einem Symptomkomplex. „Fatigue“ (Müdigkeit/Erschöpfung) ist zudem ein Symptom anderer Krankheitsbilder und wird häufig auch in der Onkologie (Lehre von den Krebserkrankungen) oder Psychiatrie benutzt.

Ein gravierendes Problem in der Wahrnehmung durch die Öffentlichkeit besteht darin, dass Müdigkeit bzw. Erschöpfung oft als Alltagsphänomen bei sonst gesunden Menschen vorkommt. CFS-Kranke fühlen sich dann unverstanden, wenn ihnen ständig vorgehalten wird, alles sei doch nicht so schlimm.

Die verschiedenen Namen für ein und dieselbe Störung verdeutlichen, welche Unklarheit über die Ursachen der Erkrankung bisher bestand.

KAPITEL 5

„Fukuda-Definitionen"

Im Jahr 1994 hatten die Arbeitsgruppe um *Fukuda* und die „International Chronic Fatigue Syndrome Study Group" eine Definition der Erkrankung aufgestellt. Diese Definition geht zurück auf die 1988 von der durch das CDC (Centers for Disease Control and Prevention) im Rahmen einer Konsensuskonferenz erarbeiteten Haupt- und Nebenkriterien. Die Arbeitsgruppe geht davon aus, dass es sich bei CFS um ein klinisch definiertes Krankheitsbild handelt, das durch schwere, lähmende Erschöpfung und eine Kombination von Symptomen charakterisiert wird, bei denen Patienten über eine Konzentrationsschwäche und Merkfähigkeitsstörung berichten und Schlafstörungen, Muskel- und Gliederschmerzen im Vordergrund stehen. Die Diagnose CFS kann erst dann gestellt werden, wenn andere medizinische oder psychiatrische Ursachen ausgeschlossen worden sind. Für CFS gibt es bis heute keinen Test, der diese Erkrankung eindeutig nachweisen könnte. Auch eine einheitliche Therapie fehlt bisher. Langzeitbeobachtungen haben ergeben, dass sich viele Patienten mit CFS nach einiger Zeit erholen, einige bleiben jedoch über mehrere Jahre in ihrer Leistungsfähigkeit stark eingeschränkt.

Empfehlungen für die Untersuchung von Patienten mit Verdacht auf CFS

- *Anamneseerhebung:* Erfassen der medizinischen und psychosozialen Umstände zum Zeitpunkt des Beginns der Erschöpfung; bestanden Depressionen und/oder andere psychiatrische Störungen; Alkohol-, Drogen- und Medikamentenmissbrauch; genaue Überprüfung von verordneten bzw. selbst gekauften Medikamenten und Nahrungsergänzungsstoffen.
- *Psychiatrische Untersuchung:* Untersuchung des geistigen Zustandes, um Auffälligkeiten der Stimmungslage, des Intellekts und der Persön-

lichkeit zu erkennen. Besondere Aufmerksamkeit sollte Symptomen von Depression, Angstzuständen und selbstzerstörerischen Gedanken gewidmet werden.

- *Körperliche Untersuchung:* Mit besonderem Augenmerk auf das Muskel- und Skelettsystem, das zentrale Nervensystem und das Immunsystem; Überprüfung von Herz, Blutdruck und Lunge, des Abdomens und des endokrinen Systems.
- *Laboruntersuchungen:* Folgende Tests werden empfohlen: Blutbild mit Leukozytendifferenzierung, Blutsenkungsgeschwindigkeit, Leberwerte, Gesamteiweiß, Serum-Elektrophorese, Kalzium, Phosphat, Glukose, Harnstoff, Elektrolyte, Kreatinin, TSH und Urin-Analyse.

Fukuda gibt zu bedenken, dass zur Diagnose des CFS in der klinischen Praxis derzeit keine zusätzlichen Tests, einschließlich Laboruntersuchungen und bildgebende Verfahren zur Darstellung des Gehirns, empfohlen werden können. Tests sollten immer darauf ausgerichtet sein, andere Krankheitsursachen zu bestätigen oder auszuschließen. Beispiele spezifischer Tests, welche die Diagnose CFS weder bestätigen noch ausschließen können, sind serologische Tests auf EBV (Epstein-Barr-Virus), Retroviren, Herpes, Enteroviren und Candida; ebenso Untersuchungen der immunologischen Funktion einschließlich Zellpopulations- und Zellfunktionsdiagnostik sowie bildgebende Verfahren einschließlich MRT (Magnetresonanztomografie), SPECT (Single-Photon-Emissionscomputertomografie) oder PET (Positronenemissionstomografie).

Die nachfolgenden Ursachen schließen einen Patienten von der Diagnose einer ungeklärten chronischen Erschöpfung aus:

- Jede Erkrankung, die eine chronische Erschöpfung erklären könnte, wie Hypothyreose (Schilddrüsenunterfunktion), Schlaf-Apnoe-Syndrom (eine Atemstörung während des Nachtschlafes), Narkolepsie (sehr starke Tagesschläfrigkeit) oder Nebenwirkungen von Medikamenten.
- Jede Erkrankung, deren Ausheilung nicht klinisch eindeutig nachgewiesen ist und deren anhaltende Aktivität die chronische Erschöpfung erklären könnte. Zu diesen Erkrankungen zählen Krebserkrankungen oder chronische Hepatitis.
- Jede zurückliegende oder akute Depression, Schizophrenie, Demenz oder Essstörungen wie Bulimie (unkontrollierte Anfälle von Heißhun-

ger) oder Anorexia nervosa (Körperwahrnehmungsstörung mit dem ständigen Gefühl zu dick zu sein).
- Alkohol- und Drogenmissbrauch
- schwere Fettleibigkeit ab einem BMI über 45

Klinisch gesicherte, ungeklärte Fälle chronischer Erschöpfung können als chronisches Erschöpfungssyndrom (CFS) klassifiziert werden, wenn der Patient die beiden folgenden Kriterien erfüllt:

- *Klinisch gesicherte, unerklärlich anhaltende oder wiederkehrende chronische Erschöpfung,*
  - die neu auftritt oder zu einem bestimmten Zeitpunkt auftrat und nicht lebenslang schon besteht,
  - die nicht Folge einer fortgesetzten Belastung ist,
  - die sich nicht spürbar durch Ruhe bessert,
  - die zu einer ausgeprägten Einschränkung früherer beruflicher, sozialer oder persönlicher Aktivitäten führt.

- *Das gleichzeitige Vorkommen von vier oder mehr der folgenden Symptome, die der Erschöpfung zeitlich nicht vorausgehen dürfen und die für einen zusammenhängenden Zeitraum von sechs oder mehr Krankheitsmonaten kontinuierlich oder wiederkehrend bestanden haben müssen:*
  - deutliche Beeinträchtigung des Kurzzeitgedächtnisses und der Konzentration, die schwer genug ist, wesentliche Einschränkungen des früheren Niveaus beruflicher, sozialer oder sonstiger Aktivitäten zu verursachen,
  - Halsschmerzen
  - empfindliche Hals- und Achsellymphknoten
  - Muskelschmerzen
  - Schmerzen mehrerer Gelenke ohne Schwellung und Rötung
  - Kopfschmerzen eines neuen Typs, Musters oder Schweregrades
  - keine Erholung durch Schlaf
  - nach Anstrengungen Zustandsverschlechterung für mehr als 24 Stunden

Immer wieder wird darauf hingewiesen, dass in der akuten Phase neben der unphysiologischen Erschöpfbarkeit, die nach körperlichen oder seelischen Belastungen eintreten kann, Hals- und Kopfschmerzen, Myalgien und Muskelschwäche im Vordergrund stehen. Dagegen ist das chronische Stadium gekennzeichnet durch ein großes Schlafbedürfnis, psychische Störungen wie Konzentrationsstörungen, Reizbarkeit und depressive Verstimmung mit Ängsten. Oft kann der Patient den genauen Tag des Erkrankungsbeginns benennen.

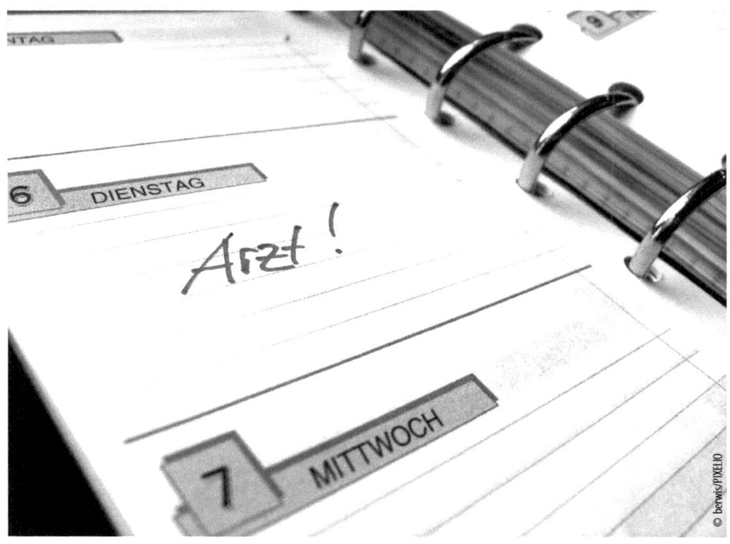

© berwis/PIXELIO

KAPITEL 6

Tipps zum Leben mit CFS

Das chronische Erschöpfungssyndrom (CFS) ist eine schwerwiegende Erkrankung, die zu einer ernsthaften Behinderung führen kann. Nach neuesten internationalen Forschungen sind neuroendokrine und immunologische Regulationssysteme und Funktionen schwer gestört. CFS äußert sich zu Beginn in einem grippeähnlichen Zustand und einer extremen körperlichen und geistigen Erschöpfung, die bereits nach geringster Belastung auftritt. Erst wenn dieser Zustand länger als sechs Monate anhält und keine andere Ursache gefunden werden konnte, spricht man von einem chronischen Erschöpfungssyndrom.

Neben dem Leitsymptom der andauernden und überwältigenden Erschöpfung treten eine Reihe weiterer Symptome auf wie Kopfschmerzen, Halsschmerzen, empfindliche Lymphknoten, Muskel- und Gelenkschmerzen, Konzentrations- und Gedächtnisstörungen, nicht erholsamer Schlaf und eine anhaltende Verschlechterung des Zustandes nach Anstrengungen. Hinzu kommen Allergien, Schwindel und Gleichgewichtsstörungen, Benommenheit, Sehstörungen, Störungen der Temperaturregelung, Depressionen, Schlafstörungen, Kribbeln und Nervenzuckungen sowie wiederkehrende Infekte, Magen-Darm-Störungen und oft auch eine Chemikalienüberempfindlichkeit. Die Symptome treten jedoch nicht bei allen Patienten gleichermaßen auf. Manche haben nur eine geringe Schmerzsymptomatik, während bei anderen die Schmerzen im Vordergrund stehen.

Bei etwa 75 Prozent der Betroffenen entwickelt sich CFS schlagartig, meist nach einer „banalen" Infektion. Auch Unfälle, Operationen, Impfungen oder die Exposition gegenüber giftigen Chemikalien werden als Auslöser genannt. Die restlichen 25 Prozent berichten von einem schleichenden Beginn. Eine erbliche Veranlagung ist nach den jüngsten Forschungen wahrscheinlich. In letzter Zeit mehren sich die Hinweise, dass eine gestörte

Funktion der Mitochondrien in den Zellen eine bedeutende Rolle bei der Krankheitsentwicklung spielt.

Wie lange werde ich krank sein?

Die Dauer der Erkrankung ist sehr unterschiedlich. Einige Patienten erholen sich schon nach wenigen Monaten wieder, andere sind über Jahre hinweg stark behindert. Der Mehrzahl der Betroffenen geht es jedoch im Laufe der Zeit besser, sodass sie wieder am Leben teilnehmen können.

Es ist wichtig, dass Sie sich keine unrealistischen Ziele setzen. Es gibt viele kleine Schritte, die Sie jeden Tag machen können und die auf lange Sicht zu einer Besserung führen. Verlieren Sie die Hoffnung nicht, aber stellen Sie sich auch darauf ein, dass die Erkrankung längere Zeit dauern kann.

Eine völlige Gesundung ist möglich. Es ist nicht bekannt, wie viele Menschen dieselbe Leistungsfähigkeit wiedergewinnen, die sie vor Beginn der Erkrankung hatten. Die Schweregrade des CFS sind sehr unterschiedlich. Manche Betroffene haben eine relativ milde Verlaufsform, die weniger als ein Jahr anhält. Es gibt allerdings auch Erkrankte, die über Jahre hinweg ans Haus gefesselt oder sogar bettlägerig sind. Schwankungen in der Symptomatik und Rückfälle sind normale Phänomene des CFS, mit denen Sie rechnen und umgehen lernen müssen. Eine Erholung verläuft nicht gradlinig, sondern schließt diese Schwankungen mit ein. Es ist oft schwer, sich von vorübergehenden Rückfällen nicht entmutigen zu lassen.

Wie sieht die Behandlung aus?

Eine direkte medikamentöse Behandlung, die an den Ursachen von CFS angreift, gibt es bislang noch nicht. Jedoch gibt es zahlreiche Möglichkeiten, die Symptome zu behandeln und zu lindern. Große Hoffnung wird in die Behandlung mit Mikronährstoffen gesetzt. Hierdurch konnte eine Verbesserung der Mitochondrienfunktion erreicht werden.

Coping? Pacing?

Nicht medikamentöse Behandlungsstrategien sind „Coping“ und „Pacing“. Unter Coping versteht man eine Strategie zur Bewältigung der neuen Lebenssituation. Pacing bedeutet, dass Aktivitäten körperlicher und geistiger Art die individuelle Belastungsgrenze nie überschreiten sollten. Diese Belastungsgrenze kann sehr unterschiedlich sein und muss vom Patienten selbst ermittelt werden. Wenn es zu einer Symptomverschlechterung kommt, die häufig auch erst mit 24- bis 48-stündiger Verzögerung auftritt, dann wurde diese überschritten und die Belastung muss reduziert werden. Nur dann hat der Körper die Möglichkeit zur Selbstheilung. Richtiges Pacing bedeutet, die richtige Balance zwischen Aktivität und Ruhe zu finden, und dies kann ein entscheidender Schlüssel für eine Erholung sein.

Nach der ersten Phase der Erkrankung oder in Phasen eines Rückfalls, in denen es sinnvoll ist, die Aktivität einzuschränken, ist es aber auch wichtig, die Belastungsgrenze nicht dauerhaft zu unterschreiten.

Symptome wie Schlafstörungen, Allergien, Schmerzen und Depressionen können medikamentös behandelt werden. Hierbei ist jedoch zu beachten, dass viele Patienten auf Medikamente extrem empfindlich reagieren. Deshalb sollte jeweils mit geringen Dosen begonnen werden. Nahrungsergänzungsmittel wie Mineralstoffe und Vitamine sind sinnvoll. Die medikamentöse Behandlung sollte jedoch immer mit dem behandelnden Arzt abgesprochen werden.

Wer soll mich ärztlich betreuen?

Am besten geeignet ist Ihr Hausarzt. Er kennt Sie am besten. Er kann Sie zu Fachärzten überweisen, wenn zusätzliche Untersuchungen erforderlich werden. Mit neuen Untersuchungsergebnissen kommen Sie dann wieder zurück zu Ihrem Hausarzt, der dann diese Ergebnisse in sein Therapiekonzept einbauen wird. Er ist Ihr erster und wichtigster Ansprechpartner. Suchen Sie sich gegebenenfalls einen neuen Hausarzt, der bereit ist, sich mit diesem komplexen Krankheitsbild auseinanderzusetzen und Sie zu betreuen. Eine Liste von Spezialisten gibt es in Deutschland, im Unterschied zu anderen Ländern, nicht. Bislang haben sich in Deutschland nur wenige

Ärzte intensiver mit CFS beschäftigt. Leider gibt es keine spezialisierten Kliniken. Häufig werden die Patienten deshalb in psychosomatische Kliniken eingewiesen, in denen es aber erfahrungsgemäß bislang keine Behandlungsmöglichkeiten gibt, die speziell auf CFS-Patienten ausgerichtet sind. Patienten, die gleichzeitig eine multiple Chemikalien-Sensitivität haben, müssen oft sehr rasch die Klinik wieder verlassen, da sie meist die dort verwendeten Reinigungs- und Desinfektionsmittel nicht aushalten.

Was ist wichtig beim Arztbesuch?

Lassen Sie sich von Ihrem Arzt eine Kopie Ihrer Untersuchungsbefunde aushändigen. Legen Sie sich zu Hause einen Ordner mit allen Untersuchungsergebnissen an. So behalten Sie besser den Überblick über den Krankheitsverlauf. Vor dem Arztbesuch schreiben Sie sich alle Fragen auf, über die Sie mit Ihrem Arzt sprechen wollen, so vergessen Sie nichts. CFS ist eine sehr komplexe Erkrankung. Wenn Sie feststellen, dass Ihr Arzt sich bei dieser Erkrankung zu wenig auskennt oder nicht genug auf Ihre Probleme eingehen kann, sollten Sie einen Arztwechsel vornehmen.

In Deutschland gibt es etwa 60.000 Hausärzte. Wenn man von einer Zahl von 300.000 Erkrankten mit CFS ausgeht, dann betreut jeder Hausarzt statistisch gesehen 5 CFS-Patienten. Mehr lässt unser Gesundheitssystem auch nicht zu. Es gibt für diese Patienten keine besondere Vergütung. Neben der Ordinationspauschale, die jeder Arzt auch bei einem Patienten, der nur wegen eines Schnupfens in die Praxis kommt, abrechnen kann, gibt es noch die „Chronikerziffer", die allerdings nur einmal im Quartal abrechenbar ist. Jetzt wird auch klar, dass es innerhalb der gesetzlichen Krankenversicherung keine auf CFS-Patienten spezialisierte Praxis geben kann, denn die wäre schon nach kurzer Zeit bankrott. Dieser Umstand ist natürlich für CFS-Patienten fatal, denn sie haben auch in den Praxen keine Lobby.

Ist CFS ansteckend?

CFS kann von Mensch zu Mensch nicht übertragen werden. Es tritt in manchen Familien gehäuft auf.

Darf ich Blut spenden?

In Deutschland wurde CFS-Patienten durch den Leiter des Robert-Koch-Instituts von Blut- und Organspenden abgeraten.

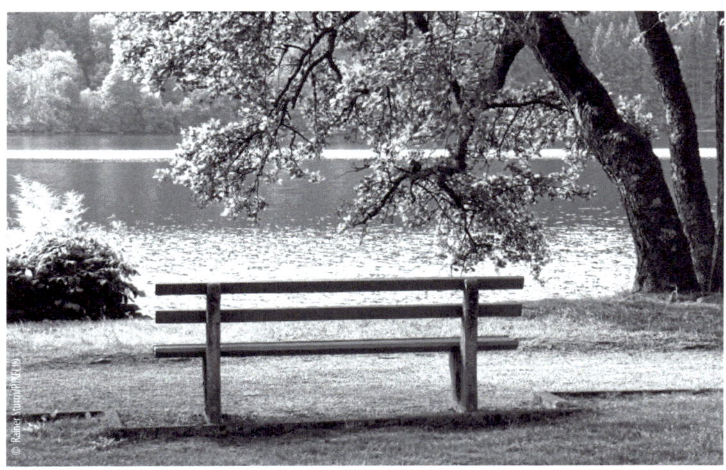

© Rainer Sturm/PIXELIO

Wer erkrankt an CFS?

An CFS erkranken Menschen aller Altersgruppen, sozialen Klassen und ethnischen Gruppen. Auch Kinder und Jugendliche bekommen CFS. Am häufigsten beginnt die Krankheit im Alter zwischen 30 und 45 Jahren. Frauen sind häufiger betroffen als Männer.

Wie häufig ist CFS in Deutschland?

Es gibt keine Untersuchungen, wie häufig CFS in Deutschland ist. Jedoch wurden in Großbritannien und den USA Studien durchgeführt, die eine Erkrankungsrate von 0,24 Prozent bis 0,42 Prozent der Bevölkerung ergaben. Hochgerechnet auf Deutschland ergibt sich eine Anzahl von etwa 200 000 bis 300 000 Betroffenen. Da CFS in Deutschland bei Ärzten, Gesundheitsbehörden und in der Öffentlichkeit noch wenig bekannt ist, muss davon ausgegangen werden, dass viele Erkrankte bisher nicht richtig diagnostiziert worden sind.

Familie und Partnerschaft

CFS kann zu schweren Krankheitssymptomen führen, wodurch Probleme in Familie und Partnerschaft ausgelöst werden. Bitte klären Sie Ihre Familie und Ihren Partner über das Krankheitsbild auf. Sie haben sich diese Krankheit nicht ausgesucht. Vermehrte Reizbarkeit oder depressive Stimmungsschwankungen können dazu führen, dass Spannungen auftreten. Sportliche Aktivitäten können nicht mehr gemeinsam weitergeführt werden. Auch eine plötzliche Gewichtszunahme kann belastend sein und Ihr Selbstwertgefühl vermindern. Wenn dann Aussagen kommen wie, „Reiß Dich zusammen.", oder, „Du musst mehr Sport treiben.", dann kann die Situation ausweglos erscheinen. Beziehungen und Freundschaften können darunter zerbrechen, aber auch vertieft werden. Ein gemeinsamer Lebensplan muss wahrscheinlich überdacht werden. Ein Austausch mit Betroffenen kann hilfreich sein. Auch die Sexualität kann betroffen sein. Häufig besteht ein Libidoverlust. Dieses Problem wird häufig nicht angesprochen, auch nicht beim behandelnden Arzt. Sprechen Sie mit Ihrem Partner darüber; nicht er, sondern Ihre Krankheit ist die Ursache.

Sicher ist es schwierig, eine Erkrankung zu erklären, die mit sehr starken funktionellen Beeinträchtigungen verbunden ist, die man aber nicht sieht und die mit den üblichen Labortests nicht nachweisbar ist. Auch die Schwankungen der Symptome sind Außenstehenden oft nur schwer verständlich zu machen. Häufig werden die Patienten mit Zweifeln, Unglauben und Aussagen konfrontiert wie, „Ich bin auch immer müde.", oder, „Das ist sicher alles nur psychisch bedingt." Machen Sie Ihren Mitmenschen klar, dass Ihre Erschöpfung mit der eines Gesunden in keiner Weise vergleichbar ist. Sie ist nicht nur viel umfassender, sondern bessert sich auch durch Schlaf oder Ausruhen nicht wesentlich. Machen Sie deutlich, dass es Ihnen schlechter geht, wenn Sie sich überfordern, und dass es keine Frage des Willens ist, ob sie etwas tun oder lassen. Setzen Sie klare Grenzen.

Verweisen Sie auf die internationalen Forschungsergebnisse, die belegen, dass CFS eine schwere organische Erkrankung ist und psychische Probleme allenfalls die Folge, aber nicht die Ursache Ihres Zustandes sind. Holen Sie sich gegebenenfalls Rat und Unterstützung bei Selbsthilfeorganisationen.

Häufig berichten die Patienten, dass sie vor dem Ausbruch von CFS einem lange anhaltenden, schwer vermeidbaren Stress ausgesetzt waren. Stress ist einer von vielen möglichen auslösenden Faktoren, ist jedoch nicht die Ursache der Erkrankung. Patienten mit CFS sind nach Ausbruch der Erkrankung in der Regel sehr wenig belastbar.

Kann ich weiter meinen Beruf ausüben?

Das hängt sehr stark von Ihren individuellen Symptomen und von den Anforderungen an Ihrer Arbeitsstelle ab. Manche Menschen, die eine relativ milde Form von CFS haben, können ihre Berufstätigkeit aufrechterhalten, wenn auch mit Mühe und unter Verzicht auf jegliche andere Aktivität. Anderen gelingt es, einer Teilzeitbeschäftigung nachzugehen. Es gibt aber auch Betroffene, die überhaupt nicht mehr in der Lage sind zu arbeiten.

Soll ich meine Diagnose CFS meinen Freunden mitteilen, wie verhalte ich mich am Arbeitsplatz?

Die Schwierigkeit von CFS-Patienten ist, dass keinem die Erkrankung anzusehen ist. Deshalb wird die Erkrankung meist unterschätzt. Auch ist CFS in der deutschen Allgemeinbevölkerung nicht bekannt. Diese Tatsachen führen dazu, dass viele Missverständnisse auftreten. Dennoch sollten Sie versuchen, Interessierten Informationen zu geben.

CFS-Patienten können nur noch mit letzter Kraft ihre Arbeit bewältigen. Aus Sorge um den Erhalt ihres Arbeitsplatzes verbergen sie ihre Erkrankung. Starke Schwankungen des Gesundheitszustandes und Fehlzeiten führen dann zu Problemen mit Kollegen und Vorgesetzten. Deshalb ist es hilfreich, die Erkrankung offen anzusprechen. Eventuell kann der Arbeitsumfang reduziert oder es können Ruhepausen vereinbart werden.

Was ist sonst noch wichtig?

Achten Sie auf die Signale Ihres Körpers! Wenn Sie Ihre Belastungsgrenze zu lange und zu stark überschreiten, kann es zu einem Rückfall kommen. Die Patientenorganisationen in Großbritannien und den USA empfehlen das oben bereits erwähnte Pacing, d.h. eine der eigenen Leistungsfähigkeit angepasste Belastung, bei der die Belastungsgrenze nicht überschritten werden sollte. Eine solche Veränderung des Lebensstils fördert den Gesundungsprozess und ermöglicht im Laufe der Zeit eine Ausdehnung der Belastungsgrenzen. Überforderung ist ebenso schädlich wie dauerhafte Unterforderung.

Regeln Sie Ihre finanziellen Angelegenheiten und Ihre beruflichen Perspektiven, um den sich hieraus ergebenden Stress so gering wie möglich zu halten. Schaffen Sie sich eine Umgebung, in der Sie sich langfristig erholen können und Unterstützung erfahren. Und geben Sie nie auf, diese Bedingungen zu suchen, auch wenn sie schwer zu erreichen sind.

Da die medizinische Forschung bisher kein Medikament zur Behandlung von CFS gefunden hat, ist es entscheidend, so mit der Krankheit leben zu lernen, dass die Symptome nicht stärker werden, sondern sich abschwächen.

Behandeln Sie die Symptome, unter denen Sie am meisten leiden, damit diese Ihr Leben nicht bestimmen. Dazu gehören beispielsweise Schmerzen, Schlafstörungen und Niedergeschlagenheit. Symptome, die Sie nicht in den Griff bekommen, können einer Erholung im Wege stehen. Ihr Arzt kann Ihnen beim Umgang mit Ihren Symptomen helfen, indem er Ihnen entsprechende Medikamente verordnet.

Versuchen Sie ein gutes und vertrauensvolles Verhältnis zu Ihrem Hausarzt aufzubauen. Es ist ein entscheidender Faktor, um Ihren Gesundheitszustand zu stabilisieren und eine Erholung zu ermöglichen.

KAPITEL 7

Situation von CFS-Patienten in Deutschland

Professor Mella und Dr. Fluge, zwei norwegische Onkologen, haben durch Zufall herausgefunden, dass ein als Krebsmittel eingesetztes Medikament bei Patienten mit CFS die typischen Symptome verschwinden lässt. Der Wirkstoff heißt Rituximab. Die Verbesserung trat nicht sofort ein, sondern erst nach vier Wochen bis sieben Monaten. Nach einigen Monaten kam es jedoch wieder zu einem Rückfall und eine Wiederholung der Behandlung wurde erforderlich, die dann erneut erfolgreich war. CFS ist eine Autoimmunerkrankung, sagen sie. Es dauert eben einige Zeit, bis die Antikörper schließlich abgebaut sind. Noch müssen weitere Studien durchgeführt werden, bis diese sehr teure Therapie auch in Deutschland bei Patienten mit CFS eingesetzt werden kann. CFS ist also keine psychosomatische Erkrankung.

Leider konnte die neue Rituximab-Studie die Ergebnisse der ersten Vorstudien nicht betätigen. Die Meldung aus Norwegen war eine große Enttäuschung für alle Menschen, die an CFS erkrankt sind, für deren Familien, aber auch für alle Selbsthilfegruppen.

Sie erinnern sich vielleicht noch: In kleineren Studien hatten Forscher sensationelle Effekte mit dem Antikörper Rituximab erzielen können. Die norwegischen Forscher Dr. Øystein Fluge und Dr. Olav Mella aus Bergen hatten 2011 eine klinische Studie mit diesem Medikament zur Behandlung von ME/CFS publiziert, die viel Aufsehen erregt und große Hoffnung geweckt hatte. Die randomisierte, doppelblinde, placebo-kontrollierte Studie, an der insgesamt 30 Patienten teilgenommen hatten, war eine Sensation. 10 der 15 mit dem Medikament behandelten Patienten erlebten eine signifikante Verbesserung ihres Zustands, und 2 davon erholten sich sogar vollständig und sind bis heute immer noch symptomfrei.

Gründe, warum sich die vielversprechenden Ergebnisse zu Rituximab nicht wiederholen ließen, sind derzeit noch nicht klar. Es kann sein, dass es Unterschiede zwischen den Patienten gibt, die in verschiedenen Stadien untersucht wurden. Es kann sein, dass nur eine kleine Anzahl von Patienten, vielleicht eine Untergruppe, positiv auf Rituximab reagieren. Dies muss weiter geklärt werden.

Was bleibt, ist die steigende Zahl von Wissenschaftlerinnen und Wissenschaftlern, die mithelfen möchten, eines der großen Geheimnisse in der Medizin zu entschlüsseln, nämlich die Ursache und die Heilung von CFS. Zudem hat das norwegische Team keineswegs das Interesse an einer Fortsetzung seiner Forschung verloren. Größtes Hindernis bei der Entschlüsselung von CFS ist bis heute, dass diese Krankheit weltweit stark unterfinanziert ist, sowohl in der Forschung, aber auch in der Patientenversorgung und in der Ausbildung der Ärzte.

Während die Rituximab-Studie ihr Hauptziel verfehlt hat, ein erstes Medikament für die Behandlung von CFS-Patienten zur Verfügung stellen zu können, bleibt festzuhalten, dass die Auswirkungen weltweit enorm waren. Das kleine Land Norwegen hat gezeigt, dass es auch große Themen weiterentwickeln kann. In diesem Zusammenhang darf auch das Versagen in Deutschland nicht unerwähnt bleiben, das weltweit bei CFS als Schlusslicht in der Förderung, Erforschung und Versorgung von CFS gilt. Diese Erkrankung wird immer noch von den staatlichen Stellen komplett ignoriert.

Im Oktober 2017 sind die neuen Leitlinien Müdigkeit der Deutschen Gesellschaft für Allgemeinmedizin (DEGAM) erschienen. Sie gelten bis 30.11.2021. In diesen Leitlinien kommt auch CFS vor. Sehr ausführlich sogar. CFS wird hier allerdings als eine psychosomatische Erkrankung dargestellt. CFS, die höchste Steigerungsform von Müdigkeit. Keinen Hinweis auf eine neurologische Erkrankung gibt es da. CFS wird ja nach Vorgabe durch die Weltgesundheitsorganisation (WHO) mit G93.3 kodiert, in den neuen Leitlinien allerdings jetzt mit F48.0 (Neurasthenie). CFS sei eine Hypothese, wird dort behauptet. Es sei nicht durch einen definierten pathologischen Prozess von anderen Erkrankungen bzw. von einem gesunden „Normalzustand" abzugrenzen. Es sei ein Konzept bzw. eine Vereinbarung, um die Kommunikation mit dem Patienten, seine prognostische Einschätzung und Behandlung zu strukturieren.

Wenn man die Ergebnisse aus Norwegen mit den Einschätzungen aus Deutschland vergleicht, scheinen Parallelwelten aufeinanderzuprallen.

Dies ist deshalb von besonderer Bedeutung, als die Leitlinie eine psychosoziale/psychosomatische Ursache von CFS sowie Aktivierungstherapien in den Vordergrund stellt, obwohl sich in den letzten Jahren die Hinweise auf eine autoimmune bzw. immunologische Erkrankung stetig mehren, neuere Studien einen gestörten Energiestoffwechsel, ein gestörtes Immunsystem und eine gestörte Kreislauffunktion nachweisen konnten. Die Belastungsintoleranz der Patienten mit Verschlechterung der Symptomatik nach körperlicher Aktivität steht als Kardinalsymptom im Vordergrund (Post-Exertional Malaise). Potenziell negative Auswirkungen von körperlicher und kognitiver Überlastung sind zudem in zahlreichen Studien bestätigt worden. Aktivierungstherapien sind daher kontraindiziert. Die Hypothese einer psychosomatischen Genese ist nicht mehr aufrechtzuerhalten.

Die Haltung der DEGAM, dass es sich bei CFS um eine psychosoziale/psychosomatische Erkrankung handelt, steht zudem im scharfen Kontrast zur internationalen Entwicklung. Schon im August 2017 haben die amerikanischen Centers for Disease Control and Prevention (CDC) und die National Institutes of Health (NIH) die Empfehlungen zur Aktivierungs- und Verhaltenstherapie gestrichen. Das britische National Institute for Health and Care Excellence (NICE) hat zudem im September 2017 bekanntgegeben, dass genug Evidenz vorliege, die eine vollständige Revision der Leitlinie für ME/CFS („NICE Guideline CG53") erforderlich mache. Durch aktuelle Forschungsergebnisse müsse verstärkt auch ein biologisches Modell mit messbaren Abweichungen in Erwägung gezogen werden. Die Wirksamkeit von kognitiver Verhaltenstherapie und ansteigendem körperlichen Training wird aufgrund mangelnder Nachweise von NICE in Frage gestellt. Das British Medical Journal: Best Practice kam im Oktober 2017 ebenfalls zu dem Schluss, dass die aktuelle Literatur das biopsychosoziale Model von CFS nicht stütze und Studien zur Aktivierungstherapie erheblichen methodischen Schwächen unterlägen.

Die körperliche Aktivität wird zum entscheidenden Faktor. Auf der einen Seite die „biopsychosoziale Schule", auf der anderen Seite die Autoimmunerkrankung mit dem gestörten Stoffwechsel. Dem CFS-Patienten geht es ja schlechter unter einer körperlichen Aktivität, dem psychisch Erschöpften dagegen tut sie gut. Es muss doch gelingen, diesen Sachverhalt durch eine angemessene Diagnostik zu trennen. Leider tun dies deutsche Gutachter, Ärzte, Psychologen, Kranken- und Rentenkassen nicht. Für sie ist CFS in Wirklichkeit mit Neurasthenie gleichzusetzen.

Die bahnbrechende Entdeckung der norwegischen Onkologen hat deshalb auch nicht in Deutschland stattgefunden. CFS eine Autoimmunerkrankung, diese Schlussfolgerung aus Studien zu gewinnen, wäre in Deutschland nicht denkbar.

Aber es kommt noch schlimmer. Die neuen Leitlinien sind nicht nur völlig ungeeignet, um einem CFS-Patienten zu helfen. Sie sind voller Zynismus. Zynismus ist allerdings das schlimmste, womit ein kranker Mensch konfrontiert werden kann. Damit wird der letzte Hoffnungsschimmer eines Menschen zerstört.

Warum bleibt CFS in Deutschland weiterhin eine psychosomatische Erkrankung? Es ist das Geld. Wer durch eine Autoimmunerkrankung (wie MS oder Rheuma) zu Schaden kommt, hat Anspruch auf Versorgung durch die Sozialkassen. Wer nicht bereit ist, durch körperliche Aktivität seinen Zustand zu verbessern, ist selbst schuld an der Misere und kann keine Hilfe durch die Gesellschaft erwarten.

Menschen mit CFS haben es deshalb in Deutschland sehr schwer, Versicherungsleistungen zu bekommen.

Aber auch Ärzte, die ihren CFS-Patienten helfen wollen und zusätzliche Untersuchungen veranlassen, geraten schwer unter „Beschuss". Es sei Unsinn, krankheits- und symptomspezifische Untersuchungen durchzuführen, ja dies würde sogar an Körperverletzung durch den Arzt grenzen. „Insgesamt tragen Laboruntersuchungen nur wenig zur Diagnosestellung bei Müdigkeit bei. Bei übertriebener somatischer Diagnostik besteht immer die Gefahr gemeinsamer Somatisierung von Arzt und Patient."

Den Patienten kann nicht geholfen werden. Ärzte, die dies trotzdem versuchen, werden stigmatisiert.

Die biopsychosoziale Krankheitstheorie ist in Wirklichkeit eine Schuldzuweisung an den Patienten. CFS entsteht somit durch ein abweichendes Verhalten.

Was sind die Folgen dieser Leitlinien?

- Gutachter, Ärzte, Psychologen, Kranken- und Rentenkassen in Deutschland werden CFS weiterhin mit Neurasthenie gleichsetzen.
- Der aktuelle Stand der Wissenschaft wird weiterhin in Deutschland nicht wahrgenommen.
- Eine Differenzierung von Müdigkeit findet nicht statt. Es ist alles eins. CFS ist die höchste Steigerung von Müdigkeit.
- Die Schwere der Erkrankung und die Folgen für die Gesellschaft werden nicht wahrgenommen.
- Patienten mit CFS müssen sich weiterhin in psychosomatischen Kliniken behandeln lassen.
- Es wird damit noch schwieriger werden für Patienten mit CFS Sozialleistungen zu bekommen.

Was sagte Olav Mella im norwegischen Fernsehen TV2? „Wir werden eine Behandlungsmöglichkeit finden. Aber es kann ein paar Jahre dauern, bis diese Behandlung dann allen Patienten mit CFS angeboten werden kann."

KAPITEL 8

Tipps zum Leben mit CFS

Es scheint eine Gruppe von empfänglichen Menschen zu geben, die ein erhöhtes Erkrankungsrisiko besitzen. Bei diesen Menschen erhöhen bestimmte Faktoren die Gefahr, an CFS zu erkranken. Dabei können nur einer, aber auch mehrere Risikofaktoren gleichzeitig bestehen. Zu diesen Faktoren gehören:

- Westliche Ernährung mit einem hohen Kohlenhydratanteil. Gleichzeitig besteht ein Vitamin- und Mineralstoffmangel. Häufig werden Fertiggerichte eingenommen.
- Schlafmangel. Die körperliche und geistige Regenerationsphasen sind zu kurz.
- Hohe Arbeitsbelastungen mit zu kurzen Erholungsphasen.
- Frauen mit Pille und künstlichen Hormonersatztherapien.
- Substanzabhängigkeiten, wie z.B. Nikotin
- Allergien, z.B. gegen Milchprodukte.
- Angeborene herabgesetzte Mitochondrienfunktion (familiäre Häufung mit Mutter/Sohn- oder Mutter/Tochter-Konstellationen.
- Grenzwertige oder manifeste Schilddrüsenunterfunktion.
- Störung des Mikrobioms mit Darmfunktionsstörungen.
- Giftige Umweltbedingungen mit Schwermetallen, Pestiziden und Chemikalien.
- Schimmelpilzbelastungen oder Parasiten.
- Einnahme bestimmter Medikamente wie Antibiotika, Statine (Cholesterinsenker) oder Biphosphonate zur Behandlung der Osteoporose.
- Emotionale Stressbelastungen, Traumen.
- Elektromagnetische Strahlung, WIFI, Mobilfunk.

KAPITEL 9

Symptome von CFS

Es ist wichtig zu wissen, dass nicht alle der aufgeführten Symptome bei jedem Patienten vorliegen müssen. Alle bestehenden Symptome können in wechselnder Ausprägung vorliegen. Die Schwankungsbreite der Symptome ist groß, sogar innerhalb eines einzigen Tages.

Das zentrale Symptom von CFS ist die Erschöpfung, die gewöhnlich sowohl die physischen als auch die geistigen Funktionen umfasst. Diese Erschöpfung ist sehr stark, länger andauernd und führt zu schwerwiegenden Beeinträchtigungen.

ME unterscheidet sich von CFS dahingehend, dass bei ME die Entzündung im Vordergrund steht (ME = CFS + Entzündung).

Bei CFS bestehen folgende Symptome:

- Körperliche und geistige Belastungen führen zu einer Zustandsverschlechterung.
- Bei fast allen Patienten mit CFS treten Muskelschmerzen auf.
- Der Muskel ermüdet rasch und es kommt dann zu Muskelzuckungen und Muskelkrämpfen, häufig auch der Augenlider.
- Die Fähigkeit der Augen, Objekte zu fokussieren, ist gestört.
- Die kognitiven Fähigkeiten sind herabgesetzt. Dies äußert sich in einer Verschlechterung des Kurzzeitgedächtnisses, der Konzentrationsfähigkeit und der Aufmerksamkeitsspanne. Auch hier kommt es durch körperliche oder geistige Aktivität zu einer weiteren Verschlechterung der Symptomatik.
- Die Patienten benötigen viel Schlaf, der aber von den Patienten nicht als erholsam empfunden wird. In schweren Fällen kommt es zu einer vollständigen Umkehr des Schlafrhythmus. Die Patienten sind in der Nacht wach und schlafen am Tag. Dieser Zustand kann durch äußere Taktgeber nur schwer beeinflusst werden (z.B. Klinikaufenthalt).

- Die Patienten leiden an Gleichgewichtsstörungen. Längeres Stehen ist nicht möglich. POTS = Posturales orthostatisches Tachykardie-Syndrom)
- Der Blutdruck ist niedrig und es kommt häufig zu einem vom Patienten als sehr unangenehm empfundenen Herzklopfen. Das Herz kann schmerzen. Ein offenes Foramen ovale kann häufig nachgewiesen werden (Relikt des embryonalen Kreislaufs mit Verbindung der Herzvorhöfe).
- Atemnot.
- Infektanfälligkeit.
- Einschränkung der Leberentgiftung. Alkohol und Medikamente werden schlecht vertragen, insbesondere Antidepressiva und Betablocker.
- Die Temperaturkontrolle ist gestört. Starke Hitze oder Kälte werden schlecht vertragen. Die Patienten leiden an Nachtschweiß. Hände und Füße sind kalt.
- Lärm und grelles Licht werden schlecht vertragen. Die Lärmempfindlichkeit kann extrem sein und ist oft bei Kindern sehr ausgeprägt.
- Die Patienten leiden an Missempfindungen der Haut mit Kribbeln und Stechen oder Taubheitsgefühl.
- Es bestehen Gelenkschmerzen ohne Zeichen einer Rötung, Schwellung oder Überwärmung.
- Die Verdauung ist gestört. Die Symptome ähneln denen eines Reizdarms oder eines Reizmagens. Es treten auf: Magenschmerzen, Blähungen, Änderungen der Stuhlgewohnheiten. Einige Patienten klagen auch über eine starke Übelkeit.
- Libidoverlust.
- Halsschmerzen sind häufig. Die Patienten klagen über ein grippeähnliches Krankheitsgefühl.
- In Einzelfällen können die Symptome sehr stark ausgeprägt sein. Bewusstseinsstörungen, Krämpfe, Sprachstörungen und Schluckstörungen können ebenfalls vorkommen.

Bei ME steht im Vordergrund:

Es kommen noch die Symptome einer Entzündung hinzu. Das sind Infektion, Allergie und Autoimmunität. Eine Entzündung ist charakterisiert durch Schmerz, Schwellung, Hitze mit Rötung und Funktionsverlust. Infektionen beginnen oft in Mund und Rachen und breiten sich dann weiter über den Darm aus. Von dort aus ist die Ausbreitung in jedes Organ möglich. Infektionen kommen aber auch durch Insekten, sexuellen Kontakt oder durch Wundinfektionen zustande.

Welches sind die Symptome von ME?

- alle CFS-Symptome
- „ENT-Symptome" (englisch: „ear, nose, throat")
- Tinnitus
- Asthma bronchiale
- Darmentzündungen
- Kopfschmerzen, Migräne
- Hautekzeme, Nesselsucht
- Akne
- Blasenentzündungen (Frauen), Prostataentzündungen
- Gelenksentzündungen
- Glutenunverträglichkeit
- Lymphknotenschwellungen

KAPITEL 10

Basisuntersuchungen

Immer sollte am Anfang eine umfassende körperliche Untersuchung durchgeführt werden, obwohl zu erwarten ist, dass keine außergewöhnlichen Befunde auftreten werden. Wichtig ist, dass andere Erkrankungen ausgeschlossen werden.

Anamnese

Vor einer Zuordnung der Symptome muss eine gründliche Anamnese (Vorgeschichte) erhoben werden. Der Patient beschreibt seine Beschwerden und das Ausmaß seiner Beeinträchtigungen. Dabei wird festgehalten:

- Zeitpunkt des Ausbruchs der Erkrankung
- Auslöser der Erkrankung
- Symptome zu Krankheitsbeginn
- Fortschreiten der Symptome
- Dauer der Symptome
- Welche Symptome sind besonders schwerwiegend?
- Verstärkung der Symptome durch Belastung
- Qualität des Schlafes
- Stärke der Schmerzen

Medikation

Wichtig sind Medikamentenunverträglichkeiten.

- Welche Medikamente haben zu einer Besserung geführt?
- Gibt es Allergien?

Frühere Erkrankungen

Vorerkrankungen, auch in der Kindheit

- Hatten Sie Kontakt zu Umweltschadstoffen oder Giftstoffen?
- Beruflicher Kontakt zu Schadstoffen?

Familienanamnese

- Welche Erkrankungen sind in der Familie bisher aufgetreten?
- Ist bereits ein Familienmitglied an CFS erkrankt?

Welche physiologischen Systeme sind betroffen?

- Muskel- und Skelettsystem: Muskel- und Gelenkschmerzen
- zentrales Nervensystem: Erschöpfung, Kopfschmerzen, Schlafstörungen
- autonomes Nervensystem, Herz-Kreislauf-System: Herzklopfen, Kurzatmigkeit, Gleichgewichtsstörung, niedriger Blutdruck
- autonomes Nervensystem, Magen-Darm-Trakt: Reizdarm, Blasenstörung
- endokrines System: thermische Instabilität, Hitze-/Kälteintoleranz, Gewichtsveränderungen, emotionale Labilität
- Immunsystem: Krankheitsgefühl, grippeähnliches Befinden, Halsschmerzen, Allergien

Körperliche Untersuchung

Besonderes Augenmerk auf:

- Skelettsystem: Tenderpoints der Fibromyalgie, Gelenkmobilität, Körperregionen mit den stärksten Schmerzen
- zentrales Nervensystem: Stehversuch, Tandem-Walk-Test, Reflexe, Sensibilitätsstörungen
- Immunsystem: Lymphknotenschwellungen
- kognitive Fähigkeiten: Merkfähigkeit, Ermüdung
- Herz-Kreislauf-System: Blutdruck, Puls, auch im Stehen
- Atmungssystem: Atemnot
- Magen-Darm-Trakt: Bauchbeschwerden, Druckgefühl
- endokrines System: Schilddrüse

Laboruntersuchungen

Standard

Die Diagnose CFS wird anhand der typischen Symptome gestellt. Dennoch ist es wichtig, dass verschiedene Labortests durchgeführt werden, um andere mögliche Erkrankungen auszuschließen. Immer sollten folgende Labortests durchgeführt werden:

- Blutkörperchensenkungsgeschwindigkeit (BSG)
- C-reaktives Protein
- Dieser Test ist unspezifisch. Er gibt einen Hinweis auf eine infektiöse oder entzündliche Erkrankung, wenn ein erhöhter Wert vorliegt.
- vollständiges Blutbild mit Differenzialblutbild
- So kann eine Blutarmut (Anämie) ausgeschlossen werden. Das Differenzialblutbild zeigt eine Verschiebung der Zusammensetzung der weißen Blutkörperchen an.
- Überprüfung der Blutsalze wie Natrium, Kalium, Kalzium und der Nierenfunktion mit Bestimmung von Kreatinin und Harnstoff
- Überprüfung der Leberfunktion mit Bestimmung von GGT, GPT, GOT, AP und Bilirubin
- Schilddrüsenfunktionstest mit Bestimmung von TSH, FT3, FT4 und Antikörpertest auf TPO und TRAK
- Bestimmung des Muskelenzyms CK
- Untersuchung des Urins

Ausgewählte weitere Untersuchungen

Diese sollten durchgeführt werden, wenn besondere Symptome vorhanden sind. Dazu gehören:

- Rheumaserologie bei Gelenkschmerzen
- augenärztliche Untersuchung mit Schirmertest, wenn ein trockenes Auge vorliegt
- Untersuchung auf Zöliakie, wenn Magen-Darm-Störungen vorliegen
- Hormonstatus bei Frauen mit Zyklusproblemen, einschließlich Bestimmung von Prolaktin
- MRT des Gehirns bei neurologischer Symptomatik

- Ausschluss von Infektionskrankheiten wie HIV, Hepatitis B und C, Borreliose
- ACTH und Kortisol
- Fragebogen nach Epworth: Zur Erfassung der Tagesschläfrigkeit, wenn Hinweise auf ein Schlaf-Apnoe-Syndrom oder eine Narkolepsie bestehen.

Psychologische Untersuchung

Wie bei vielen anderen chronischen und zur Behinderung führenden Erkrankungen entwickeln manche der Betroffenen eine Depression mit Symptomen wie Niedergeschlagenheit, Appetitverlust, Gewichtsverlust, Schlafstörungen, Interesselosigkeit und mangelnder Selbstachtung. Diese Symptome unterscheiden sich aber von dem Gefühl, es einfach satt zu haben, das in manchen Phasen der Erkrankung auftreten kann. Eine Depression tritt bei Patienten, die schon in der Vergangenheit eine Depression hatten, mit höherer Wahrscheinlichkeit auf. Selbstmordgedanken sollten immer sehr ernst genommen werden. Emotionale Labilität und Stimmungsschwankungen sind häufig. Sie treten in Situationen auf, mit denen der Kranke früher problemlos zurechtgekommen ist. Sie sind Zeichen der Überforderung. Leider werden viele Patienten mit CFS von Psychiatern mit unangemessenen Diagnosen konfrontiert.

Es gibt einen sehr einfachen Test, um herauszufinden, ob der Patient an CFS leidet mit Traurigkeit und Niedergeschlagenheit, oder ob tatsächlich eine Depression vorliegt.

Es muss an den Patienten nur eine einzige Frage gestellt werden. Sie lautet:

„Was würden Sie tun, wenn Sie wieder völlig gesund wären?"

Der CFS-Patient kann genau benennen, was er tun würde, und die Antwort kommt relativ schnell! Er zählt auf, dass er wieder an seine Arbeitsstelle gehen, seine früheren Freunde treffen und wieder einmal eine Reise unternehmen würde.

Der depressive Patient hingehen antwortet völlig anders. Die Antwort kommt erstens langsam, nach eine kurzen Besinnungspause, und dann benennt der Patient nichts Konkretes. Er möchte schon wieder gesund werden, aber die Vorstellung darüber ist eher diffus und unpräzise. Er weiß nichts Genaues und kann es sich nicht vorstellen.

Der objektive Belastungstest

Eine einfache Möglichkeit, durch einen objektiven Test die körperlichen Einschränkungen nachzuweisen, ist der Belastungstest an zwei hintereinanderliegen Tagen. Es ist der standardisierte Belastungstest am Fahrradergometer im Sitzen oder in halbliegender Position. Am ersten Tag wird der Patient, abhängig vom Grad seiner Erkrankung eine bestimmte Leistung erbringen, die wahrscheinlich deutlich unter der theoretischen altersabhängigen Leistungsfähigkeit liegt. Wird am nachfolgenden Tag der Test wiederholt, dann ist die ganze Misere sichtbar. Nur mit Mühe kann der Patient überhaupt die Praxis aufsuchen. Auf dem Ergometer ist der Leistungsabfall sehr deutlich. Nach meiner Kenntnis gibt es in der Medizin keine Erkrankung neben CFS, bei der ein ähnliches Ergebnis zu erwarten ist.

KAPITEL 11

Entstehung von CFS

Wenn Sie ausführliche Informationen über die Entstehung von CFS wünschen, dann sollten Sie das Kapitel „Anhang" lesen. Dort werden Aufbau, Funktion und Funktionsstörungen der Mitochondrien beschrieben.

Ich gehe davon aus, dass Menschen mit CFS bereits vor Ausbruch der Erkrankung eine Schädigung der mitochondrialen DNA (mtDNA) aufweisen. Bereits Jahre davor kommt es im Rahmen von Infekten oder starken psychischen Belastungen zu Erschöpfungszuständen, von denen sich diese Patienten aber innerhalb von Wochen wieder erholen.

Die Häufigkeit von Mutationen der mtDNA ist um ein Vielfaches höher als die der DNA im Zellkern. Außerdem sind Reparaturmechanismen bei der mitochondrialen DNA nur in geringem Ausmaß vorhanden. Die Kopiergeschwindigkeit der mtDNA ist sehr hoch, wodurch Fehler entstehen. Mutationen sind bei dieser DNA sehr häufig und nehmen im Alter zu. Solange ein Grenzwert, also ein bestimmtes Verhältnis von mutierten zu normalen Kopien der mtDNA nicht überschritten wird, kommt es nicht zur Erkrankung.

Es existieren innerhalb eines Gewebes Zellen mit unterschiedlicher genetischer Zusammensetzung nebeneinander. In einer Zelle können deshalb sowohl mutierte als auch nicht mutierte Kopien der mtDNA vorhanden sein.

Jede Störung der Mitochondrienfunktion führt zu einer Zunahme der Bildung reaktiver Sauerstoff- und Stickstoff-Radikale, wodurch ein Teufelskreis in Gang gesetzt wird, der an Geschwindigkeit zunimmt.

Eine wichtige chemische Verbindung ist dabei Stickstoffmonoxid (NO). Als Radikal hat es nur eine sehr kurze Halbwertszeit, bevor es mit anderen Verbindungen, die ungepaarte Elektronen besitzen, reagiert. Seine Reichweite ist trotz der kurzen Halbwertszeit recht groß. Die Belastung des Körpers mit

NO kann gemessen werden: Zum einen ist die Ausscheidung von Citrullin über den Urin erhöht, zum andern kann die NO-Konzentration in der Ausatmungsluft bestimmt werden. Besonders gefährlich sind das induzierbare NO (iNO) und das in den Mitochondrien gebildete NO (mtNO).

Das induzierbare NO (iNO) wird vor allem von Immunzellen gebildet. Es spielt eine zentrale Rolle in der Kontrolle von Infekten und Entzündungen. Viren, Bakterien, Parasiten, Chemikalien, Strahlung oder UV-Licht regen die NO-Bildung an.

Das in den Mitochondrien gebildete NO (mtNO) hemmt den Elektronentransfer der Atmungskette und damit die Bildung von ATP. Die Blockade des mitochondrialen Elektronentransfers führt dann zu einer Verstärkung der Radikalbildung. Dadurch kommt es zur weiteren Schädigung der mitochondrialen Gene und zu weiteren Mutationen. Auch die Membranen der Mitochondrien und des Zellkerns werden geschädigt. Es entstehen dadurch Autoantikörper und Autoimmunprozesse. Die Stoffwechselrate des Citratzyklus verlangsamt sich, weil auch hier Enzyme gehemmt werden. Es entsteht als Folge weniger $NADH_2$, welches dann auch der Atmungskette fehlt.

Stickstoffmonoxid (NO) hat zum Superoxidanion (O_2^-) eine sehr hohe Bindungsbereitschaft, sodass Peroxinitrit ($ONOO^-$) entsteht, bevor das neutralisierende Enzym, die Superoxiddismutase, das Superoxidanion abgebaut hat. Peroxinitrit wirkt stark oxidierend auf die Strukturen der Atmungskette. Es kommt außerdem zur Anlagerung von NO_2 an Aminosäuren. Am häufigsten betroffen sind die Aminosäuren Tryptophan, aus der später Serotonin entsteht, und Tyrosin, aus der andere Botenstoffe wie Dopamin, Adrenalin, Noradrenalin und schließlich Melatonin gebildet werden. Auch das Schilddrüsenhormon Thyroxin wird aus der Aminosäure Tyrosin aufgebaut. Peroxinitrit oxidiert auch schwefelhaltige Aminosäuren wie Cystein und Methionin. Dies führt dazu, dass die Bildung von Glutathion unterbrochen wird.

Die Mehrheit der an CFS Erkrankten berichtet über einen schlagartigen Beginn im Rahmen einer Infektion, meist eines grippalen Infektes. Dieser Infekt hat zu einem Anstieg der NO-Produktion geführt und eine weitere

Schädigung der mtDNA ausgelöst. Der Schwellenwert ist nun erreicht, wie bei einem Fass, das überläuft. Die Atmungskette ist blockiert, der Energiestoffwechsel bricht zusammen. Die Radikalbildung wird exzessiv und schädigt die Atmungskette weiter. Die Erschöpfung ist stark, eine Erholung des Patienten findet nicht mehr statt.

Mitochondriale Krankheiten zeigen sich bevorzugt an Organen mit einem hohen Energiebedarf wie dem zentralen Nervensystem, der Skelettmuskulatur, dem Herzmuskel, der Leber und der Niere. Besonders häufig ist die Schädigung mehrerer Organe mit der Folge von Symptomkombinationen (Syndrome). Mitochondropathien sind deshalb immer Multisystemerkrankungen. Die Energieausbeute reicht nur für Grundfunktionen aus. Eine Steigerung der Energieproduktion ist nicht mehr möglich. Jeder erhöhte Energiebedarf durch geistige oder körperliche Belastungen, psychischen Stress, Infekte durch Viren und Bakterien mit einer bis 100-fachen Steigerung der NO-Bildung können Störungen des Gleichgewichts auslösen.

Sarah Myhill, Ärztin und Wissenschaftlerin mit einer jahrzehntelangen Erfahrung mit der Erkrankung, hat dieses Modell mit einem Auto verglichen. Dabei entspricht der Motor den Mitochondrien. Das Benzin ist unsere Nahrung. Das Gaspedal ist die Schilddrüse und das Getriebe die Nebenniere. Der Fahrer entspricht unserem Gehirn, das in einem möglichst gesunden Zustand sein sollte.

KAPITEL 12

Messung des ATP-Gehalts der Zelle

Es ist gelungen, ein Verfahren zur Messung von ATP in den Zellen zu entwickeln. Dieser Test erlaubt es nun, Energiedefizite nachzuweisen. Dies ist ein großer Fortschritt. Die Diagnose CFS war ja bisher eine Ausschlussdiagnose. Viele Laboruntersuchungen waren bisher erforderlich, um die Diagnose CFS als mögliche Ursache der Beschwerdesymptomatik in Betracht zu ziehen. Die Messung des ATP-Gehaltes in der Zelle wird dazu beitragen, die Ansicht zu beenden, CFS sei eine psychische Erkrankung. Auch Verlaufskontrollen sind jetzt möglich.

Die Messung des intrazellulären ATP bei Patienten mit CFS zeigt die Funktionsstörung der Mitochondrien an. Sie hilft auch, andere Formen von Erschöpfung zu unterscheiden, sei es durch Hormonstörungen, Nahrungsunverträglichkeiten, chronische Schlaflosigkeit oder durch psychosoziale Ursachen.

Eine verminderte ATP-Produktion erlaubt noch keine Aussage darüber, was die Ursache der Mitochondrienstörung ist, ob sie angeboren oder erworben ist.

Die Messung des intrazellulären ATP erfolgt entweder in Granulozyten, einer Untergruppe der Leukozyten, also den weißen Blutkörperchen, oder in T-Lymphozyten, die ebenfalls zu den weißen Blutkörperchen gezählt werden. Somit muss keine aufwendige Gewebsentnahme durchgeführt werden. Allerdings muss die Messung innerhalb von 24 Stunden nach der Blutabnahme erfolgen. Dem Blutröhrchen ist der gerinnungshemmende Stoff Heparin zugesetzt.

Interessant ist, dass bereits Funktionstests zur Regeneration der ATP-Produktion nach einer Blockade der Mitochondrien zur Verfügung stehen. Dabei wird das Zellgift Thiomersal verwendet. Zellen mit schwerer mitochondrialer Funktionsstörung zeigen nach Beendigung der Blockade keinerlei Erhöhung der ATP-Konzentration mehr. Die ATP-Bestimmung gehört nicht zum Leistungsspektrum der gesetzlichen Krankenkassen. Private Versicherungen übernehmen in der Regel die Kosten für diese Untersuchung.

KAPITEL 13

Ergänzende Untersuchungen zum Nachweis einer Mitochondropathie

Im Kapitel Basisuntersuchungen wurde dargestellt, dass alle Laboruntersuchungen nur zum Ausschluss anderer schwerwiegender Erkrankungen durchgeführt werden sollten, da Laboruntersuchungen zum exakten Nachweis von CFS immer noch fehlen. Wir haben im vorigen Kapitel gesehen, dass CFS durch eine Störung der Mitochondrienfunktion ausgelöst wird. Zum Nachweis einer Mitochondropathie sind die nachfolgenden Untersuchungen anzusehen. Diese Untersuchungen werden derzeit von den gesetzlichen Krankenkassen noch nicht erstattet.

Parameter, die eine erhöhte Produktion von NO anzeigen

- Vitamin B_{12} und Holotranscobalamin im Serum, Methylmalonsäure im Urin

Beide Substanzen weisen auf eine erhöhte NO-Bildung hin.

Bodo Kuklinski hat eindrucksvoll gezeigt, dass eine Infusion von Vitamin B_{12} den NO-Gehalt der Ausatmungsluft senkt. Vitamin B_{12}, ein natürlicher NO-Antagonist, wird dadurch verbraucht und steht dann für andere Stoffwechselschritte nicht mehr zur Verfügung. Über die genaue chemische Reaktion von NO mit Vitamin B_{12} gibt es bisher keine Untersuchungen. Der Verbrauch von Vitamin B_{12} führt zu einer Mangelsituation. Da der Vitamin-B_{12}-Spiegel im Serum stark von der am Vortag aufgenommenen Menge an Vitamin B_{12} aus der Nahrung abhängig ist, spiegelt die Bestimmung von Methylmalonsäure im Urin besser den wirklichen Vitamin-B_{12}-Status wider. Holotranscobalamin zeigt früher als Vitamin B_{12} den Mangelzustand an.

- Citrullin im Urin

Citrullin ist eine Aminosäure, die aus Arginin und NO entsteht. Citrullin steigt an, wenn mehr NO gebildet wird.

- Stickstoffmonoxid in der Ausatmungsluft

Auch gesunde Menschen atmen Stickstoffmonoxid (NO) aus. Es wird im Nasenraum gebildet. Der Höchstwert liegt bei Gesunden bei 10 µg NO/m^3. Bei Lungenerkrankungen wie Asthma bronchiale ist die NO-Produktion erhöht. Menschen mit CFS weisen eine erhöhte Ausscheidung von NO auf, obwohl keine Entzündung der Atemwege vorliegt.

- Nitrotyrosin im Blut

NO verbindet sich mit Superoxid zu Peroxinitrit und nitrosiert Aminosäuren wie Tyrosin zu Nitrotyrosin. Der Wert ist dadurch im Blut erhöht.

- Anti-CCP im Serum

Citrullin lagert sich auch an Eiweiße an und bildet dadurch cyclische citrullierte Peptide (CCP). Der Körper bildet Antikörper gegen diese Eiweißstoffe. Diese Antikörper können bereits zehn Jahre vor Beginn eine rheumatoide Arthritis anzeigen. Der Wert kann bei Patienten mit Gelenkbeschwerden erhöht sein.

Parameter, die eine Schädigung der Hirnzellen anzeigen

- Hirnschrankenprotein S-100 im Blut

Die Blut-Hirn-Schranke besteht aus Nervenzellen (Gliazellen), welche die Kapillaren, das sind die kleinsten Blutgefäße, im Gehirn und im Rückenmark umgeben. Die Blut-Hirn-Schranke stellt eine Barriere dar, weil nicht alle Stoffe sie überwinden können. Sehr gut kann z. B. Glukose (Traubenzucker) ins Gehirn gelangen, dagegen kann Vitamin C die Blut-Hirn-Schranke nicht passieren. Diese Gliazellen bilden das Hirnschrankenprotein S-100. Es ist ein Wachstumsfaktor, deshalb haben Kinder höhere Werte als Erwachsene. Werden die Gliazellen beschädigt, dann steigt der Wert für S-100 an und die NO-Bildung erhöht sich zusätzlich.

- Neuronenspezifische Enolase (NSE) im Blut

Wenn S-100 erhöht ist, dann sollte auch NSE gemessen werden. Werden Nervenzellen geschädigt, verlieren sie NSE und die Konzentration im Blut steigt an.

- Serotonin im Serum

Aufgrund eines gleichzeitig verminderten Vitamin-B_6-Spiegels kommt es zu einem Abfall des Neurotransmitters Serotonin, das aus Tryptophan gebildet wird.

Parameter, die eine Störung der Mitochondrienfunktion anzeigen

- Kryptopyrrol im Urin

Nahezu alle Menschen mit CFS haben gleichzeitig auch eine erhöhte Ausscheidung von Kryptopyrrol im Urin. Der Körper reguliert darüber den Zink- und Vitamin-B_6-Gehalt des Körpers. Durch ein Absenken dieser beiden Substanzen erreicht der Organismus, dass der Energiemangel dem Körper keinen Schaden zufügt. Kryptopyrrolurie ist also ein „Schongang" des Organismus.

- Cystathionin im Urin

Eine Bestimmung von Vitamin B_6 im Blut ist nicht sinnvoll, da teilweise erhöhte Werte gemessen werden, obwohl klinisch ein Mangel vorliegt. Besser eignet sich die Messung von Cystathionin im Urin. Der Wert ist bei einem Vitamin-B_6-Mangel erhöht.

- Laktat und Pyruvat im Blut

Bei vielen Betroffenen lässt sich ein erhöhter Laktatwert (Milchsäure) nachweisen, und das Verhältnis von Laktat zu Pyruvat (Brenztraubensäure) ist erhöht.

- Coenzym Q10 im Blut

Coenzym Q10 ist ein Bestandteil der Atmungskette. Die Blutspiegel liegen meist zu niedrig. Um einen Effekt an den Mitochondrien zu erreichen, sind höhere Blutspiegel erforderlich.

Parameter zur Beurteilung der Stoffwechselsituation

- Intrazelluläre Analyse der Mineralien Kalium, Magnesium, Zink, Selen, Natrium, Kalzium, Kupfer und Eisen

Blutanalysen sind nicht aussagekräftig, da die Messwerte im Normbereich liegen können, obwohl bereits ein Mangel im Organismus vorliegt. Entscheidend ist die intrazelluläre Messung. Ein Mangel an Zink findet sich oft wegen der begleitenden Kryptopyrrolurie, Kupfer dagegen wird häufig erhöht gemessen. Die Kenntnis der intrazellulären Messwerte erlaubt einen gezielten Ersatz.

- Histamin im Blut

Oft sind die Histaminspiegel erhöht, weil der Abbau von Histamin verlangsamt ist. Histamin aktiviert zusätzlich die NO-Bildung.

- L-Carnitin im Blut

L-Carnitin bildet der Körper normalerweise selbst, der Wert ist aber oft ebenfalls vermindert. L-Carnitin transportiert die freien Fettsäuren zur Energiegewinnung durch die Mitochondrienmembran.

- Nicotinamid (Vitamin B_3)

Oft liegt ein Mangel vor. Es kommt normalerweise aus dem Citratzyklus und wird für die Atmungskette benötigt.

KAPITEL 14

Neurostress

Die Störung der Mitochondrienfunktion führt zu einer Abnahme der Energieproduktion. Weil das Nervengewebe einen besonders hohen Energiebedarf hat, kommt es rasch zu Funktionsstörungen mit schweren Folgen für den gesamten Organismus. Am Beispiel des Neurotransmitterstoffwechsels im Gehirn konnte nachgewiesen werden, welche Folgen diese Funktionsstörungen haben, insbesondere dann, wenn Stressfaktoren hinzukommen. Man spricht in diesem Zusammenhang von Neurostress.

Das Informationssystem des Menschen ist komplex. Neben einem Datenaustausch über Nervenleitungen existiert auch eine Nachrichtenübertragung durch chemische Substanzen, die als Botenstoffe oder Neurotransmitter bezeichnet werden und die über den Blutkreislauf transportiert werden. Im Nervensystem selbst wirken diese Botenstoffe als Signalgeber zwischen verschiedenen Nervenzellen. Entscheidend ist, dass verschiedene Botenstoffe in einem ausgewogenen Verhältnis zueinander stehen. Ein Missverhältnis hat schwerwiegende Folgen für Gesundheit und Wohlbefinden.

Eine akute Stresssituation wird überwunden und normalerweise erholt sich der Organismus wieder. Dauert der Stress aber längere Zeit an, dann können die Anpassungsmechanismen des Körpers überfordert werden und es kommt zu Veränderungen auf physischer, psychischer und emotionaler Ebene. Hier gibt es große individuelle Unterschiede. Für manche Menschen können Ereignisse schon zu viel sein, die andere gar nicht als Stress wahrnehmen. Dabei können sich die Sensibilität auf Botenstoffe oder die genetische Fähigkeit zur Bildung dieser Botenstoffe unterscheiden.

Neurostress umfasst neben der Störung des Neurotransmitterstoffwechsels auch die hormonale Stressachse Hypothalamus-Hypophyse-Nebennierenrinde.

Die Reaktion des Körpers auf Stress erfolgt einerseits über die Hormone Kortisol und DHEA und andererseits über die Botenstoffe Serotonin, Dopamin, Noradrenalin. Glutamat und GABA (Gamma-Aminobuttersäure) sind die am häufigsten vorkommenden Botenstoffe im Gehirn und sie bestimmen maßgeblich den Grad der Funktionsbereitschaft des Gehirns.

Grundsätzlich können die Botenstoffe in zwei Gruppen eingeteilt werden:

- Botenstoffe mit antreibender (exzitatorischer) Wirkung. Sie wirken stimulierend, motivationsfördernd und sorgen für Energie. Dazu gehören Adrenalin, Noradrenalin, Dopamin und Glutamat.
- Botenstoffe mit dämpfender (inhibitorischer) Wirkung. Sie wirken beruhigend, entspannend und schlaffördernd. Dazu gehören Serotonin, GABA, aber auch Dopamin, je nach Konzentration.

Patienten mit CFS weisen häufig ein Ungleichgewicht in den Mengen der Botenstoffe auf. Ursache ist in erster Linie eine verminderte Produktion und Freisetzung von Botenstoffen aufgrund der Mitochondrienschädigung. Dies hat auch zur Folge, dass die Stresshormonachse Hypothalamus-Hypophyse-Nebenniere gestört ist und zu einer verringerten Ausschüttung von Kortisol und DHEA führt. Dies führt zu Antriebsstörungen, allgemeiner Inaktivität, Leistungseinbußen, Gedächtnis- und Konzentrationsstörungen, Müdigkeit und Erschöpfung. Eine verminderte Produktion von Serotonin führt zur psychischen Destabilisierung; das Wohlbefinden lässt nach und die Stimmungslage verschlechtert sich. Auch das Essverhalten wird beeinflusst. Dopamin beeinflusst ebenfalls die Motivation und steht in Wechselwirkung mit Serotonin. Bei Dunkelheit entsteht aus Serotonin Melatonin. Ein Mangel an Melatonin führt zu Schlaflosigkeit und zu einer Anfälligkeit für Infektionskrankheiten.

Glutamat ist mengenmäßig der bedeutendste anregend wirkende Botenstoff. Er ist wichtig für die Vermittlung von Sinneseindrücken, für das Lernen und für das Gedächtnis. GABA ist nach Glutamat der zweithäufigste Botenstoff im Gehirn. GABA hat eine ausgleichende, dämpfende Wirkung. Es fördert mit Serotonin zusammen den Schlaf. GABA vermittelt die Erholungsphase nach einer Stressreaktion. GABA ist der Gegenspieler von Glutamat.

Bei akutem Stress schlägt der Körper Alarm. Es kommt zu einer sinnvollen Reaktion des Körpers. Wenn die Gefahr vorüber ist, dann ebbt sie ohne negative Folgen für den Organismus wieder ab. Diese Reaktion ist normal, sie gehört zu unserem Leben und hilft uns zu überleben. Die Evolutionsforschung hat dies gezeigt.

Was geschieht aber, wenn der Stress längere Zeit andauert oder gar nicht mehr aufhört? Das ist die Situation beim Dauerstress. Darauf ist der Körper nicht eingestellt. Jetzt kommt es zu Fehlfunktionen und ernsthaften körperlichen Erkrankungen. Im Gegensatz zu unseren Vorfahren aus der Steinzeit, die ihre Energien durch Kampf oder Flucht wieder abbauen konnten, ist dies bei uns modernen Menschen meist nicht möglich. Wir müssen viel zu häufig im Dauerstress verharren, weil wir uns gegen die chronischen Belastungen nicht wehren können. Dabei hätten wir schon Möglichkeiten, unsere angestaute Energie zu entladen. Es fehlt uns aber meistens die Zeit und die Gelegenheit. Mit der Zeit tritt eine Erschöpfung ein. Dies ist das häufigste Merkmal von Dauerstress.

Beim Burn-out-Syndrom ist schließlich die Belastung so weit fortgeschritten, dass der Körper die natürliche Fähigkeit zur Erholung, auch wenn die Zeit dafür vorhanden wäre, verloren hat.

Akuter Stress

Am Anfang einer Stressreaktion bei einem akuten Stressereignis steht der Neurotransmitter Noradrenalin. Es ist einerseits ein Botenstoff des Zentralnervensystems und andererseits ein Hormon des Nebennierenmarks. Noradrenalin wird im peripheren Nervensystem von sympathischen Nervenfasern ausgeschüttet. Gleichzeitig kommen aber auch die anderen Botenstoffe wie Serotonin und Dopamin in die Blutbahn. Die Synthese von Noradrenalin erfolgt aus der Aminosäure Phenylalanin über Tyrosin zu Dopamin und Noradrenalin. Aus Noradrenalin wird dann Adrenalin gebildet. Serotonin entsteht aus der Aminosäure Tryptophan.

Diese Botenstoffe gelangen ins Gehirn und aktivieren nun über CRH und ACTH die sogenannte hormonelle Stressachse, wodurch verstärkt Kortisol aus der Nebennierenrinde ausgeschüttet wird. Kortisol ist das zentrale

Hormon der Stressantwort. Es steuert jetzt vorrangig die Anpassung des Stoffwechsels und die Umstellung der Immunabwehr.

Diese Stoffe verstärken verschiedene Körperfunktionen. So wird die Atmung schneller und tiefer, um Herz, Gehirn und Muskulatur ausreichend mit Sauerstoff zu versorgen. Auch mehr Energie wird benötigt. Kortisol sorgt dafür, dass aus dem gespeicherten Glykogen in der Muskulatur und in der Leber Zucker bereitgestellt wird. Der Herzschlag nimmt zu, die Blutgefäße werden erweitert und der Blutdruck steigt an. Das erhöhte Kortisol führt zu vermehrtem Schwitzen. Die Muskelspannung nimmt zu. Die Durchblutung der Haut und des Bauchraumes nimmt ab. Die Verdauungsvorgänge werden vermindert, weil in der Stresssituation Magen und Darm nicht gebraucht werden. Harnblase und Enddarm vermindern ihre Muskelspannung. Der Körper geht also recht „ökonomisch" vor. Was nicht benötigt wird, wird abgeschaltet, was für das Überleben erforderlich ist, wird aktiviert.

Nach der Stressreaktion braucht der Körper Erholung. Der Mensch hat das Bedürfnis, sich auszuruhen. Diese Phase dauert 24 bis 48 Stunden an. In dieser Zeit wird weniger Kortisol abgegeben, sodass der Körper in dieser Phase erneuten Stress weniger gut aushalten kann.

Der Mensch ist gut vorbereitet für akuten Stress, Dauerstress kann er schlecht aushalten.

Dauerstress

Der andauernde Kortisolüberschuss bei chronischem Stress hat schwerwiegende Folgen für die Gehirnfunktion. Kortisol hemmt die Erneuerung der Neurotransmitter. Es kommt zu einem Verlust von Gehirnzellen und zu einer Verlangsamung der Neubildung von Nervenzellen. Kortisol wirkt in hohen Dosen neurotoxisch.

Das am Anfang der Stressreaktion vermehrt gebildete Noradrenalin fällt ab. Aber auch die anderen Neurotransmitter Adrenalin, Dopamin und Serotonin gehen in ihrer Konzentration zurück. Serotonin wird bei Dauerstress besonders niedrig.

Hört der Dauerstress nicht auf, stellt sich ein Burn-out-Syndrom ein. Jetzt ist die Stressachse Hypothalamus-Hypophyse-Nebennierenrinde völlig blockiert. Das Kortisol ist nun abgesunken. Die neuroendokrinen Regelkreise sind zusammengebrochen. Es kommt jetzt auch durch das fehlende Kortisol zu überdurchschnittlich starken Entzündungsreaktionen. Auch der nächtliche Anstieg der Kortisolproduktion bleibt aus. Die Hypophyse reagiert nun nicht mehr auf das CRH mit der vermehrten Bildung von ACTH. Vor allem morgens besteht ein ausgeprägter Kortisolmangel. Das erniedrigte Serotonin führt zu einem Mangel an Melatonin, das nicht nur für den Schlaf-Wach-Rhythmus wichtig ist, sondern auch die Regelkreise für die Schilddrüse und die Nebennieren steuert.

Der Mangel an Kortisol ist somit nicht Ausdruck einer primären Nebennierenunterfunktion, also nicht durch eine Störung in der Nebennierenrinde selbst bedingt, sondern Folge einer verminderten Aktivität der Hypophyse mit Störung der ACTH-Bildung. Eigentlich ist die Nebennierenrinde intakt, sie wird nur nicht adäquat stimuliert. Der Kortisolmangel entsteht durch eine Störung der Interaktion zwischen Hypothalamus und Hypophyse. Diese Erkenntnis wird Auswirkungen auf die Therapie des Kortisolmangels haben.

Eine andere Reaktionsform auf außergewöhnliche Belastungen ist die Depression. *Benkert* hat deshalb den Begriff der „Stressdepression" eingeführt. Als Folge einer übermäßigen Stressbelastung kommt es zur Daueraktivierung des Hypothalamus mit einer gesteigerten CRH-Sekretion und zunächst erhöhten Kortisolspiegeln. Möglicherweise kann CRH selbst Depressionen auslösen.

Im Unterschied zum Burn-out-Syndrom, bei dem die Hypothalamus-Hypophyse-Nebennierenrinde-Achse blockiert ist, besteht bei der Depression eine dauerhafte Aktivierung dieser Achse. Hier spielen sicherlich genetische Dispositionen eine Rolle. Aber auch erworbene Risiken dürfen nicht vernachlässigt werden. Schwere psychische „Verletzungen" in der Kindheit spielen eine Rolle.

KAPITEL 15

Diagnostik zur Abklärung von Neurostress

Kortisol im Speichel

Das Stresshormon Kortisol lässt sich am besten im Speichel messen. Die Hormonbestimmung im Speichel erfasst den freien, also den nicht an Trägerstoffe gebundenen Anteil. Zusätzlich kann auch das aus den Nebennieren stammende Dihydroepiandrosteron (DHEA) mit gemessen werden. Dieses Hormon steigt unter Stressbelastung ebenfalls an, während es unter Dauerstress wieder abfällt. Kortisol und DHEA weisen eine Tagesrhythmik auf. Am höchsten sind die Spiegel am Morgen und fallen dann im Tagesverlauf wieder ab. Die niedrigsten Werte werden um Mitternacht gemessen.

Üblicherweise wird der Kortisol-Speichel-Test um 8 Uhr, 12 Uhr, 16 Uhr, 20 Uhr und 24 Uhr durchgeführt. Somit kann ein Tagesprofil angelegt werden. Eine Messung vor und kurze Zeit nach dem Aufstehen kann Hinweise auf die Leistungsfähigkeit der Nebennieren geben. Die erste Speichelprobe sollte innerhalb von 30 Minuten nach dem Aufstehen erfolgen. Der Patient sollte nüchtern sein und sich noch nicht die Zähne geputzt haben. Die Speichelgewinnung am Abend darf frühestens 30 Minuten nach der Aufnahme von fester und flüssiger Nahrung durchgeführt werden. Vor jeder Probeentnahme sollte die Mundhöhle etwa 1 bis 2 Minuten mit klarem Wasser gespült werden. Beim Entfernen der Stopfen von den Speichelröhrchen darf der Röhrchenrand nicht mit den Fingern berührt werden. Das Röhrchen sollte zu etwa ¾ mit Speichel gefüllt werden. Danach wird das Röhrchen mit dem Stopfen verschlossen und mit dem ausgefüllten Aufkleber versehen. Das Röhrchen darf nur mit Speichel und nicht mit Schleim (Sputum) aus dem Rachenraum gefüllt werden. Bis zur Versendung sollte das Röhrchen im Kühlschrank aufbewahrt werden.

Ein Vorteil der Speicheltests ist, dass der Patient die Untersuchung bequem zu Hause durchführen kann, er muss kein Labor aufsuchen. Erkrankte Patienten können auch ein Teströhrchen für unterwegs mitnehmen und den Test durchführen, wenn typische Symptome einer Nebennierenunterfunktion auftreten, um diese mit dem Kortisolspiegel zu vergleichen. Es ist auch möglich, Speichelproben zu untersuchen, wenn sich der Patient besonders gut fühlt, um einen Referenzwert zu bekommen.

Die Bestimmung der Morgen- und Abendwerte von DHEA liefert wertvolle Informationen über die tatsächliche Funktion der Nebennieren. Der Morgenwert liegt normalerweise 2- bis 3-fach höher als der Abendwert. Allerdings flacht der Anstieg im Alter ab. Ein normaler DHEA-Wert bei einem niedrig gemessenen Kortisol zeigt, dass die Nebennieren keinen Funktionsverlust haben. Wenn bei CFS die Hypothalamus-Hypophysenachse blockiert ist, liegen normalerweise die DHEA-Werte im Normbereich oder sind leicht erhöht. Tritt ein Abfall des DHEA auf, muss eine schwere Störung der Nebennieren angenommen werden.

Durch das Kortisol-Tagesprofil lassen sich unterschiedliche Verlaufsformen unterscheiden.

Hier liegt eine physiologische Reaktion auf Stress vor. Eine Tagesrhythmik ist erkennbar.

Uhrzeit	Kortisolspiegel		
	Unterfunktion	Normbereich	Überfunktion
08:00		●	
12:00		●	
16:00		●	
20:00		●	
24:00		●	

In diesem Beispiel besteht eine erhöhte Kortisolproduktion mittags und nachmittags bei einem akuten Stresszustand.

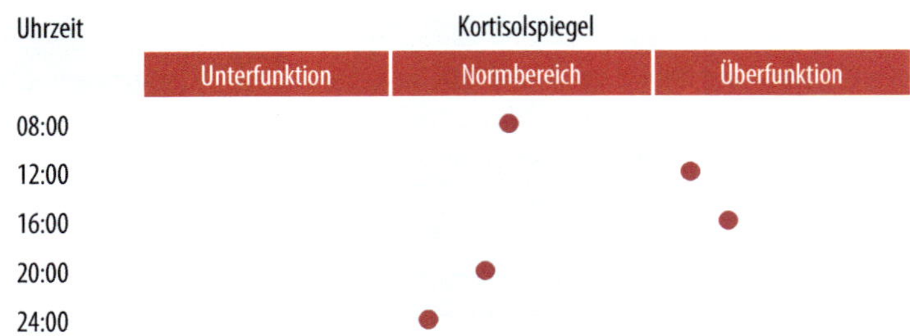

Hier liegt das Kortisol fast den ganzen Tag auf sehr niedrigem Niveau. Lediglich am Abend ist der Wert kurzzeitig wieder im Normbereich. Es liegt ein pathologischer chronischer Stresszustand vor.

Uhrzeit

Kortisolspiegel

Unterfunktion | Normbereich | Überfunktion

08:00

12:00

16:00

20:00

24:00

Die Bestimmung der Neurotransmitter im zweiten Morgenurin

Die Bestimmung der Neurotransmitter erfolgt im zweiten Morgenurin. Gemessen werden Dopamin, Adrenalin, Noradrenalin, Serotonin, Gamma-Aminobuttersäure (GABA) und Glutamat. Durch den nächtlichen Abfall liegen diese Substanzen im ersten Morgenurin allerdings nur in ganz geringen Konzentrationen vor, deshalb wird der 2. Morgenurin genommen.

Er spiegelt am besten die Anpassungsfähigkeit des Nervensystems an die aktuellen Tagesbelastungen wider.

Das nachfolgende Beispiel zeigt einen Patienten mit CFS.

	Unterfunktion	Normbereich	Überfunktion
Adrenalin	●		
Noradrenalin	●		
Dopamin	●		
Serotonin	●		
GABA		●	
Glutamat		●	

Am häufigsten findet sich ein Mangel an inhibitorischen Neurotransmittern, vor allem Serotonin. Noradrenalin kann nach Stressreaktionen auch erhöht sein. Dopaminmangel dagegen ist viel seltener. Die Dopaminsynthese scheint weniger anfällig zu sein.

KAPITEL 16

Therapie der Neurotransmitterstörung

CFS ist eine Erkrankung des gesamten menschlichen Körpers. Sie wird hervorgerufen durch eine Störung der Mitochondrienfunktion, wodurch ein chronisches Energiedefizit entsteht. Dieses Energiedefizit gilt es abzubauen. Neben einer Verbesserung der Mitochondrienfunktion steht der Abbau des chronischen Stresses durch eine Änderung der Lebenssituation. Die Nebennierenunterfunktion muss ausgeglichen werden. Hierzu trägt auch die schrittweise Normalisierung der aus dem Gleichgewicht geratenen Neurotransmitter bei.

Durch eine gezielte, ausreichend dosierte Zufuhr von Vorstufen der Neurotransmitter mit den dazugehörigen Hilfsstoffen (Kofaktoren) lassen sich Defizite der Neurotransmitter ausgleichen. Aufgrund der starken Vernetzung der Neurotransmitter wird meist eine Kombinationsbehandlung durchgeführt.

Im Organismus werden die Neurotransmitter aus Aminosäuren, also Eiweißbausteinen, aufgebaut. Serotonin entsteht aus L-Tryptophan oder 5-Hydroxy-Tryptophan (5-HTP), Dopamin, Noradrenalin und Adrenalin aus Phenylalanin oder Tyrosin und aus Glutamin werden GABA und Glutamat gebildet. Die Neurotransmitter selbst eignen sich nicht zur Substitutionstherapie, da sie die Blut-Hirn-Schranke nicht passieren können.

Es hat sich in der praktischen Anwendung bewährt, zu Beginn die inhibitorischen, dämpfenden Anteile zu stärken. Dabei geht es um die sehr häufige Erniedrigung des Serotonins im Neurostress-Profil. Ziel ist es, das Serotonin deutlich anzuheben. Durch diese Vorgehensweise werden besonders die Selbstheilungskräfte des Körpers gestärkt. Als Ausgangsstoff wird 5-HTP eingesetzt, beginnend mit einer abendlichen Dosierung von 50 mg. Wöchentlich wird um 50 mg gesteigert, bis zu einer Gesamtmenge von 200 mg (Phase 1). Bei den späteren Messungen im 2. Morgenurin sollte der gemessene Wert des Serotonins oberhalb des Normbereiches liegen.

Es hat sich bewährt, zusätzlich die Kofaktoren Vitamin B_6 in einer Dosierung von 50 mg, Vitamin C mit mindestens 500 mg und Zink mit 15 mg einzunehmen.

Nach vier Wochen beginnt die zweite Phase der Therapie. Nun sollten auch die Katecholamine wieder in den Normbereich zurückgeführt werden. Die Aminosäure L-Tyrosin spielt dabei die entscheidende Rolle. Kann der Dopaminspiegel nicht ausreichend erhöht werden, kommt als pflanzliche Dopaminquelle ein Extrakt der Juckbohne Mucuna pruriens zum Einsatz. L-Tyrosin wird zunächst in einer Dosierung von 50 mg zugeführt und bis zum Erreichen des Normbereichs von Adrenalin und Noradrenalin erhöht. Die Einnahme der Kofaktoren sollte fortgeführt werden.

Bei hoher GABA-Ausscheidung kommt die Aminosäure Glutamin zum Einsatz. Taurin und L-Theanin sind Kofaktoren. Eine Neurotransmitter-Überaktivität wird dadurch abgebaut. Glutamin wird in einer Dosierung von 300 bis 700 mg eingenommen.

Die Einnahme von Kombinationspräparaten erleichtert die Therapie sehr.

Der Schlaf

Ohne Schlaf kommen wir nicht aus. Manchem gelingt es, einige Tage lang wach zu bleiben, aber dann fordert der Körper sein Recht. Irgendwann schlafen wir dann einfach ein. Schlafmangel schadet der geistigen und körperlichen Gesundheit. Schlafentzug ist eine Foltermethode. Schon nach 24 Stunden Schlafentzug reagiert das Gehirn mit Sinnestäuschungen. Im Schlaf laufen viele Regenerationsprozesse ab, die wir dann für unsere Wachzeiten brauchen. Mit gleichzeitiger Aktivität und Regeneration ist unser Organismus überfordert. Die Annahme, dass unser Körper im Schlaf lediglich ruht, ist ein weitverbreiteter Irrglaube. Auch in der Nacht arbeitet der Körper auf Hochtouren.

Dauerhafter Schlafmangel führt zu ernsthaften körperlichen und geistigen Einschränkungen. Die ersten Folgen von Schlafmangel sind anhaltende Müdigkeit und Erschöpfung. Diese schränken die geistige und körperliche Leistungsfähigkeit ein. Das wiederum wirkt sich auf Beruf, Familie und Freizeit aus. Wer müde ist, reagiert beispielsweise schneller gereizt und gerät dadurch in Konflikte mit seiner Umwelt. Wer sich nicht konzentrieren kann, macht Fehler und bekommt dann Ärger und Stress im Beruf oder verursacht möglicherweise dann einen Verkehrsunfall.

Schlafmangel macht körperlich und seelisch krank. Auch das Immunsystem leidet darunter. Es bekommt nämlich keine Gelegenheit mehr, sich während des Schlafes ausreichend zu regenerieren. Deshalb sind dann auch Infekte häufiger. Schlafmangel verkürzt die Lebenserwartung.

Ohne einen ausreichenden Schlaf sind eigentlich alle anderen Maßnahmen für die Gesundheit sinnlos. Der Schlaf ist genauso wichtig wie jede Diät. Alle Babys haben noch die Fähigkeit zu schlafen. Im Erwachsenenalter kann das anders sein.

Menschen mit CFS leiden sehr häufig an Schlafstörungen. Auffällig ist, dass sie oft spät zu Bett gehen und lange in den Tag hinein liegenbleiben.

Warum ist das so?

Es liegt am Mangel an Melatonin und am gestörten Cortisolstoffwechsel.

Menschen mit CFS weisen in den Abendstunden einen signifikant höheren Cortisolspiegel auf. Dadurch wird das Einschlafen erschwert, und verschiedene Schlafstadien sind verkürzt. Beim Cortisol existiert ja eine Tagesrhythmik mit hohen morgendlichen Werten und niedrigen Werten vor dem Schlafengehen. In der Nacht findet dann die Regeneration statt. Sie ist aber abhängig von der Schlafqualität. Die typische Cortisolkurve eines CFS-Patienten weist in den Morgenstunden einen zu niedrigen und in den Abendstunden einen zu hohen Wert auf.

Melatonin ist ein Hormon, das von der Zirbeldrüse, der Epiphyse, aus Serotonin produziert wird und den Tag-Nacht-Rhythmus des menschlichen Körpers steuert. Melatonin ist also ein Metabolit des Tryptophanstoffwechsels.

Seine Bildung wird durch Licht gehemmt. Bei Dunkelheit wird diese Hemmung dann wieder aufgehoben und die Produktion steigt an. Andere Produktionsorte im Körper sind der Darm, die Hoden, die Eierstöcke und die Netzhaut des Auges.

Die Melatoninkonzentration steigt im Laufe der Nacht um den Faktor 3 (bei älteren Menschen) und bis Faktor 12 (bei jungen Menschen) an, das Maximum wird etwa gegen 2 Uhr in der Frühe erreicht. Gleichzeitig gibt es auch eine jahreszeitlich wechselnde Rhythmik. Im Winter, wenn das Tageslicht nur wenige Stunden vorhält, bleibt der Melatoninspiegel auch tagsüber leicht erhöht. Als Folge davon können Müdigkeit, Schlafstörungen und „Winterdepressionen" auftreten. Ein zu niedriger Melatoninspiegel kann mit Schlafstörungen einhergehen.

Mit zunehmendem Alter produziert der Körper immer weniger Melatonin, die durchschnittliche Schlafdauer nimmt ab, und Schlafprobleme treten dann gehäuft auf. Auch bei Schichtarbeit und bei Fernreisen (Jetlag) kann der Melatoninhaushalt durch die Zeitumstellung gestört werden. Die melatonininduzierte Tiefschlafphase stimuliert dann die Ausschüttung des Wachstumshormons Somatropin.

Normalerweise nimmt die Melatoninproduktion im Laufe des Lebens ab. Ein alter Mensch produziert nur noch etwa 10 % der Menge eines Kleinkindes, das mit etwa 3 Jahren ein Maximum an Melatonin bildet. Gleichzeitig wird im Alter nur noch für einen Zeitraum von etwa 2 bis 3 Stunden Melatonin produziert. Bereits in der Pubertät reduziert sich die Melatoninproduktion deutlich. Außerdem setzt die Melatoninausschüttung in dieser Lebensphase verzögert ein.

CFS-Patienten haben oft sehr niedrige Melatoninspiegel. Bei Schlafstörungen hilft deshalb die Einnahme von Melatonin. Ich empfehle 3 mg vor dem Schlafengehen (nicht retardiert). Viele Menschen mit CFS können dadurch ihren Schlaf verbessern.

Die „Triade „Hormonsystem – Immunsystem – Nervensystem"

Bei jeder Entzündung, egal ob akut oder chronisch, werden immer alle drei Systeme aktiviert. Bei einer Bedrohung alarmieren die großen Fresszellen (Makrophagen) durch Ausschüttung der Zytokine TNF-alpha, IL-1 und IL-6 zunächst das gesamte Immunsystem, dann das Nervensystem mit Fieber,

Müdigkeit und Appetitlosigkeit und gleichzeitig auch das Hormonsystem, insbesondere die Nebennieren.

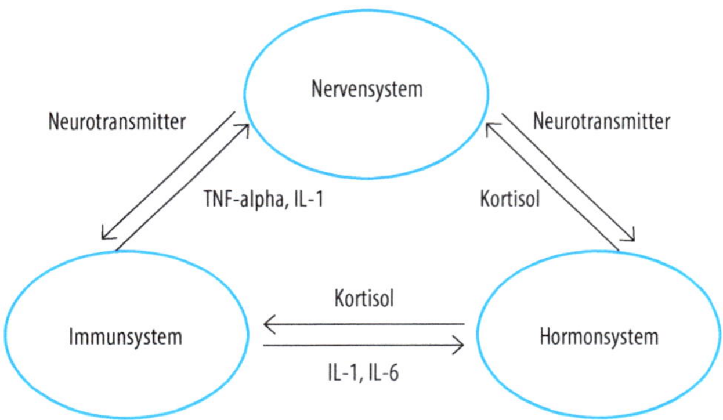

Wie sehen die verschiedenen Verbindungen aus?

Hormonsystem und Immunsystem

Kortisol hat eine starke entzündungshemmende Wirkung auf das Immunsystem. Entzündungsauslösende Zytokine wie TNF-alpha, IL-1, IL-6 und IFN-gamma werden durch Kortisol vermindert und entzündungshemmende Zytokine wie IL-4 und IL-10 steigen an. Dadurch wird auch die T-Zell-Aktivierung beeinflusst, sie wird nämlich unterdrückt.

Die Auswirkungen der Geschlechtshormone auf das Immunsystem sind nicht klar definiert. Frauen haben häufiger Autoimmunerkrankungen, was schon lange bekannt ist. Aber was ist die genaue Ursache? Die weißen Blutkörperchen tragen Rezeptoren für Östrogen, das stimulierend auf die Antikörperproduktion wirkt. Rezeptoren sind auch für Testosteron vorhanden, das dagegen hemmend auf die Immunzellen wirkt. Zur Klärung der Geschlechtsunterschiede im Hinblick auf die Immunfunktion existiert noch ein großer Forschungsbedarf.

Immunsystem und Hormonsystem

Zytokine beeinflussen die Hypothalamus-Hypophysen-Nebennierenrinden-Achse (HHNA) auf allen Ebenen. Es sind dies IL-1, IL-2, Il-6, TNF-alpha und INF-gamma. Besonders bemerkenswert ist IL-6. Es steigt bei chronischer Stressbelastung stark an. Es regt die Bildung von Lymphozyten an und ist Bestandteil der Abwehrreaktion in der Akutphase. IL-6 stimuliert besonders stark die HHNA. Es reichert sich im Hypothalamus und in der Hypophyse an. Die ACTH-Ausschüttung aus der Hypophyse wird dadurch verstärkt. Die Stimulation der HHNA ist ein wesentlicher Bestandteil der Entzündungsreaktion.

Bei der HHGA (Hypothalamus-Hypophysen-Gonaden-Achse) ist nicht bekannt, ob hier Zytokine Einfluss nehmen. Es wird aber vermutet, insbesondere nämlich in der Schwangerschaft.

Hormonsystem und Nervensystem

Hormonsystem und Nervensystem benutzen teilweise dieselben Hormone wie z. B. Noradrenalin und Adrenalin. Diese Verbindung ist besonders gut an den Nebennieren zu beobachten. Die Nebennierenrinde ist Teil des Hormonsystems, das Nebennierenmark dagegen gehört zum Nervensystem und wird durch Nerven des vegetativen Nervensystems, etwa durch den Nervus splanchnicus, stimuliert und schüttet dann Adrenalin und Noradrenalin aus. Auch Kortisol hat Einfluss auf diese Systeme. Die Bildung von Adrenalin aus Noradrenalin wird durch Kortisol reguliert.

Nervensystem und Hormonsystem

Der Ablauf einer Stressreaktion wird vom Gehirn ausgelöst und durch Neurotransmitter reguliert. Die Ausschüttung von Noradrenalin steht dabei ganz im Vordergrund. Über HHNA kommt es dann auch zu einem Anstieg des Kortisols.

Nervensystem und Immunsystem

Zu allen Immunorganen ziehen Nervenfasern des vegetativen Nervensystems, insbesondere des Sympathikus. Wieder ist Noradrenalin im Spiel. Das sympathische Nervensystem beeinflusst die Immunzellen auf unterschiedliche Weise. Das angeborene Immunsystem wirkt unspezifisch, aber schnell auf Erreger. Dabei wird die Aktivität von Fresszellen durch Noradrenalin gehemmt. Dagegen werden natürliche Killerzellen verstärkt gebildet. Das erworbene Immunsystem scheint durch eine Stimulation des Sympathikus sowohl stimuliert als auch wieder gehemmt zu werden. Dabei entsteht normalerweise eine Balance aus zellulären T-Helferzellen (TH1) und antikörperproduzierenden T-Helferzellen (TH2). Das sympathische Nervensystem hemmt TH1 und aktiviert TH2. Dadurch überwiegt schließlich die antikörperproduzierende Immunantwort.

Immunsystem und Nervensystem

Der Vagusnerv, Bestandteil des parasympathischen Nervensystems, übermittelt Informationen an das Gehirn, nimmt Entzündungen wahr und löst Fieber aus. Die Blut-Hirn-Schranke lässt Zytokine wie IL-6 passieren. Aber IL-6 entsteht auch selbst im Gehirn.

Immer reagieren alle drei Systeme zusammen. Eine isolierte Betrachtung ist nicht möglich. Ist dieses Gleichgewicht aber gestört und kann sich von selbst nicht mehr regulieren, dann treten Krankheitserscheinungen auf.

Das Mikrobiom

Das Mikrobiom ist die Gesamtheit aller den Menschen besiedelnden Mikroorganismen. Die meisten Zellen, die im menschlichen Organismus vorkommen, sind nicht die Zellen des Vielzellers, also die menschlichen Zellen, sondern es sind mikrobielle Zellen, also die Zellen von Mikroorganismen. Sie stehen in einem geschätzten Verhältnis von etwa 100 : 1. In absoluten Zahlen wird ein erwachsener Mensch von etwa 100 Trillionen Bakterien besiedelt, diese sind überwiegend im Gastrointestinaltrakt lokalisiert. Sie siedeln häufig in Gemeinschaften.

Mit dem Mikrobiom werden heute primär die Darmbakterien (die Darmflora) in Verbindung gebracht, aber auch alle anderen Mikroorganismen, die auf der äußeren Haut (Hautflora) und auf den Schleimhäuten leben, etwa in der Mundhöhle, Nasenhöhle oder den Genitalorganen (Scheidenflora), gehören dazu.

Die Besiedlungen mit Mikroorganismen erfüllen sehr oft den Charakter von symbiotischen Beziehungen, die sich zwischen dem Wirt und seiner Mikroflora entwickeln. Evolutionär haben sie sich als Ergebnis von Langzeitanpassungen herausgebildet. Voraussetzungen sind dabei komplexe und vielschichtige Beziehungen auf der Ebene von Stoffwechselprozessen.

Dem Darmmikrobiom etwa werden neben der Verwertung der aufgenommenen Nahrung viele weitere wichtige Funktionen zugeschrieben, darunter die Synthese lebenswichtiger Vitamine wie B_1, $B_{2,}$ B_6, B_{12} und K, die Produktion kurzkettiger Fettsäuren wie Essigsäure (Acetat) und Buttersäure (Butyrat), die als Energiequelle für die Darmschleimhautzellen dienen und das Darmmilieu mitbestimmen, die Förderung der Darmperistaltik über kurzkettige Fettsäuren, die Bekämpfung von Entzündungen, die Entgiftung von Fremdstoffen, die Unterstützung der Verdauung durch den Abbau schwer verdaulicher Nahrungsbestandteile (Ballaststoffe), die Stimulation des Immunsystems, die Verdrängung von Krankheitserregern und vieles mehr. Das Mikrobiom des Menschen ist inzwischen Teil intensiver Forschung und noch immer nicht umfassend verstanden.

Ganz im Vordergrund steht also das Mikrobiom des Darms, der Sitz unseres Immunsystems. Der Darm ist nicht nur ein eigenständiges, funktional und anatomisch abgrenzbares Organ, sondern er ist auch der Sitz eines weiteren Organs, des Mikrobioms. Dieses Organ wurde erst vor nicht allzu langer Zeit entdeckt und beschrieben. Das Darmmikrobiom enthält etwa 1,5 kg Bakterien. Nur mit diesen Bakterien zusammen kann der Darm funktionieren. Das Darmmikrobiom ist unser größtes inneres Organ. Es ist größer als die Leber.

Alle Botenstoffe (Neurotransmitter) des Gehirns sind auch im Darm vorhanden. Somit ist der Darm auch als eine „Außenstelle" des Gehirns anzusehen.

Bisher nicht eindeutig geklärt ist, wie die Toleranzentwicklung gegenüber Lebensmitteln im Darm entsteht. Ebenfalls wurde lange Zeit nicht verstanden, wie diese mikrobiellen Gemeinschaften mit unseren menschlichen Zellen koexistieren und wie dieses Zusammenleben dann Gesundheit und Krankheit beeinflussen kann.

Was also ist ein gesundes Mikrobiom? Die Wissenschaft sagt, sie wisse es noch nicht. Forscher sind auf der Suche nach der gesunden Zusammensetzung, sie analysieren auf allen möglichen Wegen mit unterschiedlichen Methoden einzelne Stämme, klassifizieren ihre Gene nach Gattungen und Arten, betrachten Stoffwechsel, Zellstrukturen und die Beziehungen untereinander und mit dem Körper. Aber sie sind überfordert von der Vielzahl der Informationen. Die Menge ist überwältigend.

Der Darm zeigt uns, was ein gesundes Mikrobiom ausmacht, nämlich:

- Das Mikrobiom setzt sich aus einer Vielzahl verschiedenster Bakterienstämme zusammen.
- Es gibt innerhalb des Darms verschiedene Schichten von Bakterien.
- Bakterien kommunizieren einzeln, als Stämme und als Gruppen mittels Botenstoffen, durch Genaustausch und auf anderen Wegen untereinander.
- Darmbakterien regulieren das Immunsystem.
- Darmbakterien sind untereinander vernetzt.
- Je mehr verschiedene Stämme vorkommen, desto stabiler ist das Immunsystem.
- Die Bakterien vermehren sich abhängig von der Nahrungszufuhr und dem Zustand des Mikrobioms.
- Bakterien sorgen für die Bildung der Schleimschicht.
- Bakterien ernähren durch Fettsäuren die Darmzellen.
- Bakterien aus dem Darm gelangen auch in den gesamten Körper.
- Das Mikrobiom ist in seiner Zusammensetzung von der Ernährung abhängig.
- Das Mikrobiom eines Menschen ist charakteristisch für ihn.
- Ein Mikrobiom-Schock stellt den Zusammenbruch der bisher typischen Struktur durch Chemikalien, Antibiotika, Nährstoffmangel oder fehlende Durchblutung dar.
- Nach einem Mikrobiom-Schock kehrt das Mikrobiom nicht wieder in seinen Ausgangszustand zurück.
- Ein Mikrobiom-Schock hat weitreichende Folgen für die Gesundheit. Alle Organsysteme können dabei betroffen sein.

Es lässt sich also leicht erkennen, was für die Pflege und Heilung des Mikrobioms benötigt wird. Es ist genau das, was wir bereits als gesunde Lebensweise kennen. Für uns neu ist jedoch die Wichtigkeit der Bakterien und das Wissen, dass tatsächlich Gesundheit und die Heilung bei Krankheiten von ihm abhängen.

Ein Mikrobiom braucht also:

- eine artgemäße Ernährung,
- eine gesunde Lebensführung,
- die Zufuhr gesundheitsfördernder Bakterien.

Die natürliche Versorgung des Darms mit Bakterien geschieht über die Mikroben in der Nahrung und durch die Bakterienflora des Lebensbereichs. Sie ist also individuell. Es gibt somit keine „Darm-Mikroben-Diät".

Bakterien isst man also bei jedem Essen mit. Sie sind nicht nur in der Nahrung, sondern auch auf dem Teller und am Besteck. Entscheidend ist auch, wo ich esse. Zuhause, im Büro oder unterwegs.

In Vergessenheit geraten ist, dass zur Esskultur ein Esszimmer gehörte. Dort befanden sich das Geschirr, die Gläser und das Besteck. Und auch die Tischwäsche. Es gab dort aber weder eine Garderobe, Schuhe, Bücher, Fernseher oder Computer. Die Bakterienbesiedelung war „speisegemäß" ohne die Allerwelts-Mikroben. Bevor man zum Essen ging, wusch man sich die Hände. Allein das Händewaschen vermindert nach 15 Sekunden die Zahl der Bakterien um 90%, von 1 Million auf 100.000. Nach einer Minute Händewaschen sind nur noch 1% vorhanden, nämlich 10.000. Zurück bleiben nur noch die „persönlichen Mikroben". Wer Handdesinfektionsmittel benutzt, tötet auch seine eigenen Mikroben ab. Es gibt dann nur noch 100 Stück davon. Wir zerstören dadurch unser individuelles Handmikrobiom.

Wer beim Essen an seinem Laptop oder an seinem Smartphone arbeitet, kommt dadurch mit einer hohen Konzentration von Bakterien in Kontakt. Computertastaturen und Handys haben, neben Türklinken und Aufzugsknöpfen, die höchste Bakteriendichte. Die wenigsten davon sind darmfreundlich. Nun kommen sie ins Essen. Das ist eine Herausforderung fürs körpereigene Mikrobiom.

Unser Essen enthält Bakterien. Wer früher Selbsterzeuger war, setzte sich mit den Bakterien, die auf seinem Hof vorkamen, auseinander. Es gab einen Stall und einen Garten. Die Bakterienflora, die man so nebenbei zu sich nahm, war umso vielfältiger, je vielseitiger ein Hof angelegt war. Sie unterschied sich nach Zusammensetzung des Tierbestandes und der Haustiere.

So eine Vielfalt wirkte stabilisierend auf das persönliche Mikrobiom. Modernes Essen hat das aber alles nicht. Lebensmittel werden zur Verlängerung der Haltbarkeit extra von Bakterien befreit. Welche dann noch übrig sind, sind mit großer Wahrscheinlichkeit nicht gut für unser Mikrobiom. Sie sind an Pestizide angepasst oder sogar genetisch manipuliert.

Aber nur sehr wenige Menschen können ihr Essen noch selbst anbauen.

Das Mikrobiom beeinflusst unsere Gesundheit und damit unsere Fähigkeit, das Epstein-Barr-Virus in seine Schranken zu weisen. Wir müssen also sehr pfleglich mit ihm umgehen, genauso wie wir es mit anderen Organen auch tun.

KAPITEL 17

Anamnese als Grundlage für Therapieentscheidungen

Die Beschwerden des Patienten führen oft dazu, dass weitere Untersuchungen durchgeführt werden. Die Ergebnisse können dann dazu führen, dass neue Therapieentscheidungen getroffen werden müssen. Hier eine kurze Zusammenstellung der Symptome und ihre möglichen Ursachen zur rascheren Klärung.

Herzklopfen, erhöhter Ruhepuls, Druck über der Herzregion

Lassen Sie Ihren Mineralstoffhaushalt daraufhin überprüfen, ob ein Mangel an Kalium, Kalzium, Magnesium oder Zink vorliegt. Am besten als intrazelluläre Messung. Gleichen Sie dann den Mangel gezielt aus.

Oft besteht in dieser Situation auch ein Mangel an Omega-3-Fettsäuren. Sie stabilisieren die Membranen und verringern die Symptome.

Versuchen Sie das Energiedefizit durch eine Verbesserung der Mitochondrienfunktion weiter zu vermindern. Mehr dazu unter Therapie der Mitochondropathie.

Eine Störung der Nebennierenrindenfunktion sollte mittels eines Speicheltests ausgeschlossen werden.

Überprüfen Sie den Blutdruck. Durch mehr Flüssigkeit und die Verwendung von Salz lässt sich der Blutdruck erhöhen. Bei niedrigem Blutdruck versucht der Körper über einen schnelleren Puls dies auszugleichen. Fatal wäre es, wenn in dieser Situation ein Betablocker eingenommen würde.

Starke Erschöpfung, die psychophysische Belastbarkeit ist gering

Atmungskette und Citratzyklus sind blockiert, Stickstoffmonoxid und Peroxinitrit sind erhöht.

Versuchen Sie das Energiedefizit durch eine Verbesserung der Mitochondrienfunktion zu vermindern. Mehr dazu unter Therapie der Mitochondropathie.

Der Schmerz steht im Vordergrund. Muskelschmerzen, Gelenkschmerzen

Lassen Sie Ihre Schilddrüse überprüfen, ob eine Unterfunktion vorliegt. Citrullin kann erhöht sein, Vitamin B_{12} ist oft vermindert. Kryptopyrrolurie überprüfen. Liegt ein Vitamin-D-Mangel vor?

Unterzuckerung, Hungergefühl, Esszwang, Müdigkeit nach dem Essen

Citratzyklus und Atmungskette sind blockiert. Essen Sie Kohlenhydrate, die langsam abgebaut werden, weil sie einen hohen Faser- und Stärkeanteil haben und deshalb nicht so schnell den Blutzuckerspiegel erhöhen. Abends noch ein Käse- oder Butterbrot zu essen, ist zu empfehlen. Die Nebennierenrinde sollte mit einem Speicheltest überprüft werden. Auch ein Serotoninmangel könnte vorliegen.

Vegetarische Kost

Es liegt mit großer Wahrscheinlichkeit ein Zink-, Selen, Vitamin-B_6- oder auch ein Vitamin-B_{12}-Mangel vor. Auch Carnitin ist häufig vermindert.

Sodbrennen

Der erhöhte NO-Spiegel erweitert den unteren Ösophagussphinkter. Saures Magensekret fließt in die Speiseröhre zurück. Eventuell muss eine Magenspiegelung durchgeführt werden. Die Säureproduktion ist verstärkt. Schränken Sie den Konsum von Fleisch- und Wurstwaren ein.

Muskelzuckungen, Restless-Legs-Syndrom

Laktatanstieg, Kalium- und/oder Magnesium-Mangel, Vitamin-B_6-Mangel. Der Botenstoff Dopamin kann vermindert sein.

Migräne

Ist ein Hinweis auf eine gesteigerte NO-Produktion. Siehe dazu unter Therapie der Mitochondropathie.

Histaminintoleranz mit Hautausschlägen

Ein Mangel an Vitamin B_6 oder an der Aminosäure Methionin kann vorliegen. Meiden Sie histaminhaltige Lebensmittel.

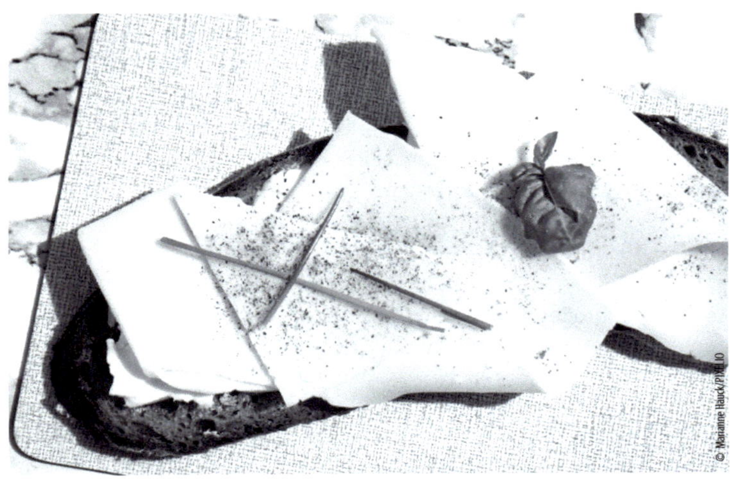

KAPITEL 18

CFS und Kryptopyrrolurie (KPU)

Patienten mit CFS haben in der Regel auch eine erhöhte Ausscheidung von Kryptopyrrol über den Urin (Kryptopyrrolurie, KPU).

Was bedeutet KPU?

Kryptopyrrol ist die Bezeichnung für eine chemische Substanz, die über den Urin ausgeschieden wird. Der exakte chemische Name ist 2,4-Dimethyl-3-Ethylpyrrol. Eine ältere Bezeichnung ist Malvaria. Die Substanz wurde 1969 entdeckt. Es ist der Verdienst von *Carl Curt Pfeiffer* am Brain Bio Center in Princeton, New Jersey, dass ab 1970 klinische Untersuchungen über diese Erkrankung stattfanden. Seine Forschung wirkt bis heute. HPU steht dagegen für 5-Hydroxy-Hämopyrrollaktam-Zink-Chelat-Komplex. Diese chemische Verbindung kann ebenfalls im Urin nachgewiesen werden. Sie wurde um das Jahr 2000 in den Niederlanden von Mitarbeitern des KEAC (Klinisch Ecologisch Allergie Centrum) in Weert in Zusammenarbeit mit der Universität in Wageningen als Hauptbestandteil einer Stoffwechselstörung identifiziert. Die Begriffe KPU und HPU beschreiben sehr ähnliche Krankheitsverläufe, auch die Behandlung ist nahezu identisch.

Woher kommt das Pyrrol?

Pyrrole sind Bausteine des Häms, also des roten Blutfarbstoffs. Aber auch das Entgiftungssystem der Leber, es wird Zytochrom P 450 genannt, besteht aus Häm-Bausteinen. Es handelt sich um komplexe Ringsysteme, in deren Zentrum ein Metall-Ion als Zentralatom gebunden ist. Beim Hämoglobin ist es Eisen. Von Bedeutung ist, dass es aufgrund mehrerer Enzymdefekte zu Störungen in der Häm-Synthese kommt, wodurch ein Anstieg von Pyrrol im Blut auftritt. Diese Pyrrole werden schließlich über die Niere ausgeschieden. Sie sind eigentlich ein Abfallprodukt.

Was passiert bei der Ausscheidung über die Nieren?

Das Pyrrol bildet mit Pyridoxal-5-Phosphat, das ist die chemische Bezeichnung für aktiviertes Vitamin B_6, Zink und auch in geringerem Ausmaß mit Mangan einen Komplex, der dann mit dem Urin ausgeschieden wird. Durch diesen Vorgang kommt es zu einem Defizit dieser Stoffe, also von Vitamin B_6, Zink und Mangan, im menschlichen Körper, das allein mit der Ernährung nicht ausgeglichen werden kann.

Wie häufig kommt diese Krankheit vor?

Es wird geschätzt, dass bei etwa 10 % der Bevölkerung Kryptopyrrol im Urin nachweisbar ist. Viele dieser Menschen können jedoch völlig ohne Symptome sein. Frauen sind viel häufiger betroffen als Männer. Das Verhältnis beträgt etwa 8 : 1. In den letzten Jahren ist es allerdings zu einer Zunahme des männlichen Geschlechts gekommen.

Ist diese Krankheit erblich?

Eine familiäre Häufung ist feststellbar, es scheint also eine genetische Anlage zu bestehen. Es wurde außerdem beobachtet, dass in diesen Familien häufiger Mädchen als Jungen geboren werden.

Ist diese Krankheit ansteckend?

KPU ist nicht ansteckend wie beispielsweise Schnupfen. Auch über eine Bluttransfusion ist diese Stoffwechselstörung nicht übertragbar. An KPU erkranken nur Menschen mit einer genetisch bedingten Empfänglichkeit.

Wie wird KPU im Labor festgestellt?

Für die Urinuntersuchung werden 10 ml frischer morgendlicher Urin benötigt, der in ein Spezialröhrchen eingefüllt wird, das Vitamin C als Stabilisator enthält. Der Urin muss spätestens nach 5 Tagen untersucht werden. Alle Vitamin-B- und Zink-Präparate müssen eine Woche vorher abgesetzt werden, weil sonst das Messergebnis zu niedrig ausfallen kann (falsch negativ).

Die Messung erfolgt mit einem UV-Photometer bei 540 nm Wellenlänge. Ein Wert über 15 µg/dl ist pathologisch. Wenn der 5-Hydroxy-Hämopyrrollaktam-Zink-Chelat-Komplex (HPU) gemessen wird, liegt der Grenzwert bei 0,6 µmol/l.

Welche Symptome sprechen für KPU?

KPU/HPU ist verantwortlich für eine Vielzahl von Beschwerden und Symptomen. Nicht alle müssen zutreffen.

Hier eine Zusammenstellung:

Äußeres Erscheinungsbild

Das Gesicht ist blass, manchmal zeigt sich auch ein gelblicher Schimmer. Es wird über Juckreiz am Körper berichtet. Das Gesicht wird auch in der Sonne nicht gebräunt im Gegensatz zu den Oberarmen, die durchaus gebräunt sein können. Dadurch wird der Unterschied der Hautfarbe des Gesichts noch deutlicher. Sonnenlicht wird allgemein schlecht vertragen; ebenso grelles Licht. Das Gesicht ist etwas aufgedunsen mit Schwellungen im Bereich der Wangen und um die Augen. Es fallen Augenringe auf. Scheinbar liegen die Augen tiefer in den Augenhöhlen. Die Schneidezähne sind betont und liegen eng zusammen. Der Zahnschmelz ist weich und oft sind die Zähne kariös. Die Lippen sind blass und die Bindehäute der Augen sind hell. An der Haut sind Bindegewebsstreifen (Striae) wie nach einer Schwangerschaft zu sehen, z. B. an Oberschenkeln, Brüsten und Hüften. Die Fingernägel weisen weiße Flecken auf. Die Haare sind oft licht und es wird über Haarausfall berichtet. Manchmal besteht ein süßlicher Körpergeruch. Akne, Ekzeme und Schuppenflechte kommen gehäuft vor.

Beschwerden des Bewegungsapparats

Die Gelenke sind allgemein überbeweglich (Hypermotilität). Arme, Hände und Finger können überstreckt werden. Eine Besonderheit ist, dass der Daumen so weit überstreckt werden kann, dass er fast bis zur Innenseite des Unterarmes reicht, wo der Puls gemessen werden kann. Im späteren Leben tritt allerdings eine zunehmende Steifheit der Gelenke ein; vor allem im Knie- und Beckenbereich. Die Muskulatur ist schwach, der Muskelaufbau ist verringert. Vor allem Arme und Rumpf sind betroffen. Die Beinmuskulatur ist besser entwickelt. Da rasch eine Überforderung des Bewegungsapparates eintritt, klagen die Patienten oft über Muskel- und Gelenkschmerzen, die uncharakteristisch sind und bisher schlecht auf eine Therapie angesprochen haben.

Magen- und Darmbeschwerden

Magen- und Darmbeschwerden sind häufig. Sehr oft wird berichtet, dass schon kurze Zeit nach dem Essen der Bauch aufgebläht ist und schmerzt. Übelkeit, vor allem morgens, ist häufig. Durchfall und Verstopfung wechseln sich ab. Auch über verstärkten Mundgeruch wird geklagt. Eine vegetarische Ernährung wird oft bevorzugt.

Herz-Kreislauf-Beschwerden

Der Homozysteinspiegel ist oft erhöht. Ob es dadurch zu einer Häufung kardiovaskulärer Erkrankungen kommt, ist bisher nicht geklärt.

Menstruationsbeschwerden, Schwangerschaftsprobleme, Potenzstörungen

Frauen berichten häufig über eine unregelmäßige Menstruation, klagen über prämenstruelle Syndrome wie vermehrte Reizbarkeit, Konzentrationsstörungen, Spannungsgefühl der Brüste, der Füße und Hände und Schmerzen im Unterbauch. Schwangerschaftserbrechen tritt gehäuft auf. Die Fruchtbarkeit ist herabgesetzt. Schwangerschaftskomplikationen sind häufiger als bei gesunden Frauen. Da Männer seltener an dieser Erkrankung leiden, ist eine Aussage über Potenzstörungen schwierig. Dieses Problem scheint aber bei jungen Männern gehäuft aufzutreten.

Psychische und psychosomatische Störungen

Eine Verschlechterung des Gedächtnisses, vor allem des Kurzzeitgedächtnisses, wird sehr häufig beobachtet. Die Patienten können sich nicht mehr an ihre Träume erinnern. Vor allem Gehörtes können sich die Patienten schlecht merken. Dies führt dazu, dass im Gespräch immer wieder Zwischenfragen gestellt werden, um das Gehörte besser behalten zu können. Auch das Namensgedächtnis ist schlecht. Die Konzentrationsfähigkeit ist herabgesetzt. Die Stimmungslage ist häufig depressiv. Sie wirken erschöpft.

Unter Stressbelastung verstärken sich die Leistungsdefizite. Ängste und Panik nehmen zu. Die Folge ist meist ein Rückzug vom gesellschaftlichen Leben. Beschrieben sind auch psychotische Störungen, Halluzinationen und Schizophrenie. Kinder können hyperaktiv sein. Andererseits sind diese Menschen kreativ und originell.

Störung des Immunsystems

Infekte der oberen Luftwege und Blasenentzündungen kommen bei Frauen gehäuft vor. Bei Kindern treten oft wiederkehrende Mittelohrentzündungen auf.

Medikamentenunverträglichkeiten

Viele Medikamente werden schlecht vertragen und die Patienten reagieren stark mit Nebenwirkungen. Falls Medikamente unbedingt erforderlich sind, muss die Dosis reduziert werden; in der Regel auf 25 % der sonst üblichen Dosierung. Porphyrinogene Stoffe, das sind Substanzen, die eine Störungen der Hämoglobinbildung, das ist der rote Blutfarbstoff, auslösen können, sollten vermieden werden.

Schilddrüsenunterfunktion

Viele Patienten mit KPU leiden an einer Schilddrüsenunterfunktion, wodurch die Beschwerden weiter verstärkt werden.

Ist KPU heilbar?

Die Symptome von KPU können durch die Einnahme von Mikronährstoffen deutlich vermindert oder sogar vollständig beseitigt werden. Vitamin B_6, Zink und Mangan müssen dem Körper zugeführt werden. Die vollständige Rückbildung der Symptome kann allerdings Monate dauern und ist abhängig vom Lebensalter. Bei Kindern werden oft sehr rasche Verbesserungen beobachtet. Falls eine Abschwächung der Symptome ausbleibt, müssen weitere Untersuchungen durchgeführt werden. Die Abklärung der Schilddrüsen- und der Nebennierenfunktion steht dann ganz im Vordergrund. Auch die Überprüfung der biogenen Amine Histamin, Spermin und Spermidin ist ratsam.

Kryptopyrrolurie und Mitochondropathie

Stickstoffmonoxid (NO) stört die Synthese des Häms, deshalb kommt es zur Bildung von Kryptopyrrol. Es entsteht nicht Porphobilinogen, sondern ein falsches Molekül mit vertauschter Acetyl- und Propionylgruppe am Pyrrolring, das Kryptopyrrol genannt wird. Es kann nicht weiter verstoffwechselt werden und wird deshalb ausgeschieden. Die Komplexbildung mit Zink, Vitamin B_6 und Mangan führt dann zu einem Verlust dieser lebensnotwendigen Stoffe.

Die Ausscheidung von Kryptopyrrol zeigt im Tagesverlauf starke Schwankungen. Blutuntersuchungen zeigen die Defizite an Zink und Vitamin B_6 meist nicht eindeutig. Wesentlich aussagekräftiger ist die Analyse auf Cystathionin im Urin. Es steigt an, wenn der Vitamin-B_6-Bedarf im Organismus nicht gedeckt werden kann, wobei die Blutwerte durchaus noch im Normbereich oder sogar erhöht vorliegen können. Ein Zinkmangel zeigt sich besonders bei intrazellulären Vollblut-Analysen, weniger durch Messungen im Blut. Das Ausscheiden von Kryptopyrrol (Kryptopyrrolurie) ist für das Überleben des Körpers wichtig. Der Zinkmangel kann dazu führen, dass dadurch zahlreiche Enzyme wirkungslos werden und die Phosphorylierung von Vitamin B_6 nicht mehr im vollen Umfang möglich ist. Durch den Vitamin-B_6-Mangel entstehen weitere Defizite, z. B. bei der Bildung des Neurotransmitters Serotonin oder bei der Eiweißsynthese.

Dies erklärt auch, warum Menschen mit Kryptopyrrolurie mit Nebenwirkungen auf Zinkeinnahmen reagieren können. Leichte Formen dagegen zeigen oft rasche klinische und zerebrale Besserung durch eine Vitamin-B_6- und Zinkzufuhr. Bei leichten Formen haben die betroffenen Personen einen verstärkten Appetit auf Fleisch, bei schweren Formen tritt eine Abneigung gegen Fleisch auf, da die Umwandlung des Muskeleiweißes in körpereigenes Eiweiß Vitamin-B_6-abhängig abläuft und bei entsprechend starkem Defizit an Zink und/oder Vitamin B_6 Fremdeiweiß nicht mehr normal verwertet werden kann.

Bei schweren Verlaufsformen ist eine Therapie nur durch eine Verbesserung der Mitochondrienfunktion möglich. Erhöhtes Stickstoffmonoxid und Histamin öffnen die Blut-Hirn-Schranke. Damit sind auch Störungen von Nervenzellen auf die Dauer vorprogrammiert. Bei zahlreichen Betroffenen konnte eine pathologische Erhöhung von dem Hirnschrankeneiweiß S-100 oder auch der neuronenspezifischen Enolase nachgewiesen werden.

Fazit

Kryptopyrrolurie ist ein Hinweis auf eine gestörte Mitochondrienfunktion und findet sich deshalb sehr häufig bei Patienten mit chronischem Erschöpfungssyndrom. Die Bildung und die Ausscheidung von Kryptopyrrol ist ein „Schongang“ zum Schutz der Zellen vor Überlastung durch das Energiedefizit.

KAPITEL 19

Basistherapie, Stabilisierungsphase, der erste Schritt

Bisher existiert für das chronische Erschöpfungssyndrom (CFS) keine allgemeine Therapieempfehlung. Ein Dilemma besteht darin, dass diese Patienten grundsätzlich Medikamente schlecht vertragen und viele Medikamente häufig gar nicht anschlagen. So verstärken Medikamente gegen Schmerzen in der Regel die Müdigkeit ebenso wie stimmungsaufhellende Arzneimittel. Serotonin-Wiederaufnahme-Hemmer blockieren das Zytochrom-P-450-Entgiftungssystem in der Leber, sodass sie die natürlichen Entgiftungsmechanismen hemmen und zur Anreicherung der Schadstoffe im Körper beitragen.

Charles Shepherd schreibt: „Menschen mit CFS brauchen einen flexiblen Behandlungsplan, der sich am Stadium und der Schwere der Erkrankung sowie an der Art der vorhandenen Symptome orientiert. In den meisten Fällen wird ein solcher Plan am besten vom Hausarzt koordiniert und falls nötig durch die Unterstützung anderer professioneller Helfer ergänzt."

Im Vordergrund stehen die Schmerzbehandlung und die Beseitigung von Schlafstörungen. Im Allgemeinen wird die medikamentöse Therapie mit einer niedrigen Dosierung begonnen und dann langsam gesteigert, bis eine Besserung der Beschwerden eingetreten ist. Es handelt sich hier also lediglich um eine Behandlung der Symptome. Es ist eine Überbrückungsmaßnahme zur Stabilisierung des Patienten. In dieser Phase wird die Diagnose abgesichert und andere Ursachen werden ausgeschlossen.

In der zweiten Phase der Behandlung, bei der versucht wird, die Mitochondrienfunktion zu verbessern, werden diese Medikamente immer weniger gebraucht und können schließlich wieder abgesetzt werden. An der Häufigkeit der Verschreibung dieser Medikamente kann der Behandlungserfolg direkt abgelesen werden. Je weniger von diesen Medikamenten gebraucht wird, desto besser ist das Ansprechen der kausalen Therapie.

Medikamente zur Linderung der Beschwerden

- *Allergien:* Hierbei ist zu beachten, dass Medikamente benutzt werden, die selbst nicht müde machen. Geeignete Medikamente sind Loratadin, Desloratadin oder Fexofenadin.
- Gleichgewichtsstörungen, Schwindel und Benommenheit: Ein Ginkgopräparat kann versucht werden.
- Depressive Verstimmungszustände: Antidepressiva können anfangs niedrigdosiert eingesetzt werden. Abends gegeben, können sie den Schlaf verbessern. Es ist aber zu bedenken, dass diese Medikamente oft erhebliche Nebenwirkungen haben und sich diese mit den Symptomen von CFS überschneiden können.
- *Blutdruckabfall:* Ein Therapieversuch kann mit Fludrokortison erwogen werden.
- *Reizdarm-Syndrom:* Nahrungsmittelunverträglichkeiten sind zu beachten; Gluten-Unverträglichkeit, Fruktosemalabsorption und/oder Laktoseintoleranz sind häufig; entkrampfend wirkt Mebeverin.
- *Muskelkrämpfe:* Magnesiumpräparate stehen im Vordergrund.
- *Übelkeit:* Ein Versuch mit Domperidon kann unternommen werden.
- *Schmerzen:* Leichte Schmerzmittel wie Acetylsalicylsäure oder Paracetamol reichen meist nicht aus, um die Schmerzen zu beseitigen. Oft wird dann Ibuprofen gegeben. Derzeit wird zunehmend Pregabalin eingesetzt, wenn der Verdacht besteht, dass auch neuropathische Schmerzen vorhanden sind. Auch Akupunktur oder Tens-Geräte werden den Patienten empfohlen,
- *Schlafstörungen:* Sie sind ein häufiges Problem. Das am häufigsten verwendete Medikament ist immer noch niedrig dosiertes Amitriptylin. Geringe Dosen von Mirtazapin können hilfreich sein. Aber auch Melatonin ist ein Versuch wert.

Energiemanagement

Pacing

Ein wichtiger Aspekt im Umgang mit CFS besteht darin, die richtige Balance zwischen Ruhe und geistiger und körperlicher Aktivität zu finden. Diese Balance muss jeder Einzelne selbst finden, da Schweregrad und Ausmaß der Beschwerden individuell unterschiedlich sind. Die Engländer nennen dieses Vorgehen *„Pacing"*. Ins Deutsche könnte man es mit „schrittweiser Aktivität" übersetzen. Hilfreich ist, einen Grad der Aktivität festzulegen, bei welchem man möglichst beschwerdefrei ist. Pacing hilft dabei, Ausmaß und Art der Aktivität und Ruhe so zu handhaben, dass ein Maximum an Aktivität möglich ist, ohne dass die Beschwerden zunehmen. Sie sollten lernen, Ihre Aktivität Ihrem Leistungsvermögen anzupassen. Dies kann an verschiedenen Tagen unterschiedlich sein. Die Aktivität muss verringert werden, wenn ein Rückfall auftritt und es zu einer Verschlimmerung der Symptome kommt.

Damit Sie eine Vorstellung bekommen, welches Aktivitätsniveau für Sie angemessen ist, sollten Sie über einige Wochen lang jeden Tag ein Tagebuch führen, in dem Sie Ihre Energiegrenzen aufzeichnen. Einen entsprechenden Vordruck können Sie von der Selbsthilfegruppe Fatigatio bekommen (Adresse am Ende des Buches). Für die Bereiche Aktivität, Energie und Symptome können Sie die Punktzahl 1 bis 10 vergeben. Oft wird das Aktivitätsniveau überschätzt.

Eine andere Möglichkeit, die Grenzen herauszufinden, besteht darin, einzelne Tätigkeiten zu überprüfen. Sie haben zunächst nur ein unbestimmtes Gefühl, wie lange Sie z. B. Hausarbeiten machen können. Sie wissen jedoch nicht genau, wann es zu viel ist. Konzentrieren Sie sich deshalb auf ganz bestimmte Tätigkeiten, messen Sie die Zeit und notieren dabei, wie es Ihnen geht. Wenn es Ihnen nach einer Viertelstunde schlechter geht, dann war es zu viel, geht es Ihnen gut, dann können Sie die Arbeit noch etwas ausdehnen. Auch hier hilft ein Protokoll. Es zeigt Ihnen auch, ob bestimmte Tätigkeiten Sie besonders erschöpfen oder ob die Erschöpfung verzögert eintritt. Sie sehen auch, ob geistige Tätigkeiten, z. B. Arbeit am Computer,

Sie mehr anstrengen als körperliche Tätigkeiten. Auch emotionale Belastungen werden berücksichtigt.

Mit Ihren Aufzeichnungen können Sie nun besser planen. Sie entscheiden im Voraus, was Sie an einem bestimmten Tag tun wollen. Pacing führt zu einer Stabilisierung Ihres Lebens und vermindert den Stress in Ihrem Alltag. Ruhephasen sollten unbedingt eingebaut werden; bewährt haben sich zweimal am Tag Ruhepausen von etwa 15 Minuten Dauer.

Stehen kostet viel Kraft. Setzen Sie sich! Arbeiten Sie im Sitzen. Auch bei der Körperpflege können Sie sitzen.

Setzen Sie sich Ziele! Machen Sie sich einen realistischen Plan, führen Sie ihn durch und überprüfen Sie die Ergebnisse. Ihr Plan besteht aus bestimmten Handlungen, von denen Sie wissen, dass diese normalerweise durchführbar sind. Planen Sie etwa eine Woche im Voraus. Das Ziel sollte messbar sein und wichtig ist, dass Sie Ihr Ziel notieren. Bewerten Sie am Ende der Woche Ihre Ergebnisse. Wie erfolgreich waren Sie in der Erfüllung Ihrer Ziele? Manchmal passiert es, dass man die Ziele nicht genau genug formuliert hat oder dass man zu ehrgeizig war. Lernen Sie aus Ihren Bemühungen. Ziele könnten sein: Morgens und nachmittags 15 bis 20 Minuten Ruhen. Um 22 Uhr zu Bett zu gehen. Computerarbeitszeit auf 1 Stunde zu begrenzen. Machen Sie für 15 Minuten täglich einen Spaziergang.

Bei Umfragen in England schnitt Pacing gut ab. 40 % der Befragten gab an, Pacing habe ihnen *sehr* geholfen. Weitere 49 % gaben an, Pacing habe ihnen geholfen und lediglich 10 % waren unsicher. Nur 1 % der Befragten gab an, Pacing habe ihnen nicht geholfen.

KAPITEL 20

Therapie der Mitochondropathie, der zweite Schritt

Wie bereits dargestellt, ist davon auszugehen, dass dem chronischen Erschöpfungssyndrom (CFS) eine Erkrankung des gesamten Körpers zugrunde liegt. CFS ist eine Multisystemerkrankung aufgrund einer Störung der Mitochondrienfunktion, wodurch ein chronisches Energiedefizit entsteht. Dieses Energiedefizit gilt es durch eine Verbesserung der Mitochondrienfunktion abzubauen.

Alle hier aufgeführten Medikamente haben das Ziel, die Funktion der Mitochondrien zu verbessern und die Bildung von ATP zu erhöhen, um das chronische Energiedefizit zu beseitigen. Bitte bedenken Sie, dass die hier aufgeführten Medikamente derzeit von gesetzlichen und meist auch von privaten Krankenversicherungen nicht bezahlt werden. Versuchen Sie trotzdem, mit einem Attest Ihres Arztes bei der Versicherung wenigstens teilweise eine Erstattung zu bekommen.

Spurenelemente

Ganz am Anfang steht der Ausgleich der bestehenden Defizite bei den Spurenelementen und Vitaminen. Erst danach ist der Einsatz weiterer Zusatzstoffe zur Verbesserung der Mitochondrienfunktion sinnvoll. Anhand der Mineralstoffanalyse werden die entsprechenden Mängel ausgeglichen. Erfahrungswerte sind (tägliche Zufuhr):

- Kalium 400 bis 500 mg
- Magnesium 400 bis 500 mg
- Zink 15 bis 30 mg
- Selen 100 bis 200 µg
- Eisen 50 bis 100 mg

Vitamine

Nach den Spurenelementen ist die Zufuhr der wichtigsten Vitamine von Bedeutung. Über Vitamin B_{12} wird im nächsten Abschnitt ausführlicher gesprochen werden. Erfahrungswerte sind (tägliche Zufuhr):

- Vitamin B_1 (Thiamin) 2 × 100 mg, insbesondere nach starker Müdigkeit nach dem Essen und Muskelschmerzen
- Vitamin B_2 (Riboflavin) 2 × 100 mg, hilft bei der Aktivierung von Vitamin B_6 und Reduktion des Glutathions
- Vitamin B_3 (Nicotinsäureamid) 2 × 200 mg oder auch mehr, für die Bildung von NAD und NADP
- Vitamin B6 (Pyridoxin) 1 × 100 mg, wichtig für die Bildung der Neurotransmitter
- Vitamin B5 (Pantothensäure) 2 × 100 mg, zur Bildung von Acetyl-CoA
- Folsäure 0,4 bis 1,0 mg
- Vitamine E und C als fett- und wasserlösliche Antioxidanzien (Vitamin E 200 IE, Vitamin C 200 bis 500 mg)
- Vitamin D 1000 bis 5000 IE; es hat hormonähnliche Wirkungen und unterdrückt Autoimmunreaktionen
- Vitamin K durch Gemüse, Salat und Kraut, besonders Vitamin K_2 mit 200 µg

Vitamin B_{12}

Vitamin B_{12} steht ganz im Vordergrund der Behandlung.

- Es verbessert die Leistungsfähigkeit bei Patienten mit CFS.
- Seine Wirksamkeit ist wissenschaftlich untersucht und überprüft.
- Es hat praktisch keine Nebenwirkungen und kann nicht überdosiert werden.
- Es ist preisgünstig.

Vitamin B_{12} ist ein geruchloser, wasserlöslicher, roter, kristalliner Feststoff. Die chemische Bezeichnung ist 5-Desoxyadenosylcobalamin. Es wurde 1926 erstmals beschrieben und 1964 erstmals synthetisch hergestellt. Vitamin B_{12} ist eines der größten Moleküle, das jemals vollständig künstlich hergestellt wurde. In der Medizin wird Cyanocobalamin häufig verwendet, andere Formen sind Hydroxycobalamin und Methylcobalamin. Es ist besonders stabil und wird im Körper in das wirksame Vitamin umgewandelt. Vitamin B_{12} ist eine metallorganische Verbindung mit einem zentralen Cobalt-Atom. Es ist der einzige cobalthaltige Naturstoff und eine der kompliziertesten Verbindungen, welche die Natur erfunden hat.

Vitamin B_{12} ist für die Bildung der Aminosäure Methionin aus Homozystein wichtig. Homozystein wird mit der Entstehung der Arteriosklerose in Verbindung gebracht.

Am ausgeprägtesten zeigt sich ein Vitamin-B_{12}-Mangel im Knochenmark; eine Blutarmut kann die Folge sein. In den roten Blutkörperchen steigt der Hämoglobingehalt an, diese wachsen und bekommen ein größeres Volumen.

Vitamin B_{12} hat eine zweite Funktion. Es ist Bestandteil eines Enzyms, das verschiedene Aminosäuren in den Citratzyklus einschleust. Fehlt Vitamin B_{12}, dann ist dieser Schritt gehemmt, der Citratzyklus blockiert und es entsteht Methylmalonsäure. Nun fehlt NADH für die Atmungskette. Die Konzentration von Methylmalonsäure im Urin ist ein Maß für den Mangel an Vitamin B_{12}.

Das sind die Folgen:

- Hemmung der Verbrennung von Fettsäuren mit einer Schwäche der Muskulatur und rascher Erschöpfbarkeit; Ausdauerbelastungen sind nicht mehr möglich.
- Störung des Fruktose-Stoffwechsels.
- NADH-Mangel und Drosselung der oxidativen Phosphorylierung in den Mitochondrien.
- Hemmung der Zuckerneubildung.

Mit zunehmendem Vitamin-B_{12}-Mangel nimmt der Energiemangel weiter zu. Schließlich werden kaum noch Nahrungsmittel vertragen. Nur noch gegartes Gemüse, aber kein Fett, Eiweiß oder Zucker. Eine rein vegetarische Kost verstärkt den Vitamin-B_{12}-Mangel.

Kuklinski hat eine weitere Funktion des Vitamin B_{12} nachgewiesen. Vitamin B_{12} ist ein Stickstoffmonoxid(NO)-Fänger. Die NO-Konzentration in der Ausatmungsluft lässt sich durch Vitamin-B_{12}-Infusionen senken. Er stellte fest: „Vitamin B_{12} ist beim Menschen ein natürlicher NO-Antagonist und die vermehrte Bildung von NO führt zu einem Vitamin-B_{12}-Mangel". Bisher ist der Wirkmechanismus ungeklärt.

Vitamin B_{12} wird im menschlichen Körper ausschließlich von Mikroorganismen hergestellt. Tiere und Pflanzen sind dazu nicht in der Lage. Diese Mikroorganismen kommen beim Menschen im Dickdarm vor, aber der Mensch kann damit seinen Bedarf nur unzureichend decken, weil nur geringe Mengen aufgenommen werden. Vegetarische Ernährung enthält nur wenig Vitamin B_{12}. Vitamin B_{12} kann mit der Nahrung nur aufgenommen werden, wenn gleichzeitig ein Hilfsstoff, nämlich der „intrinsic factor", der von den Belegzellen des Magens gebildet wird, vorhanden ist. Die Aufnahme erfolgt überwiegend am Ende des Dünndarms (terminales Ileum).

Um diese Schwierigkeiten zu umgehen, muss Vitamin B_{12} deshalb injiziert werden. Mittlerweile ist es auch in Form von Lutschtabletten erhältlich. Die Aufnahme von Vitamin B_{12} über die Mundschleimhaut ist ausgezeichnet.

Bei der Behandlung von CFS muss Vitamin B_{12} sehr hoch dosiert werden, dies ist aber problemlos möglich. Subkutan injiziert oder als Lutschtablette werden anfangs 1000 bis 2000 µg pro Tag verabreicht. Die weitere Dosierung richtet sich nach den klinischen Beschwerden.

Schwefelverbindungen

Wie bereits dargestellt wurde, hat Stickstoffmonoxid (NO) eine starke Bindung zu Enzymen, die Eisen und Schwefel enthalten. Der Schwefel liegt in anorganischer Form vor und ist sehr schwach gebunden. Kommt es zu einer Übersäuerung, entweicht Schwefelwasserstoff. Die Funktion dieser Enzyme ist dann vermindert und das freiwerdende Eisen führt zusätzlich zur Bildung von Radikalen. Schwefel wird für die Bildung der Aminosäuren Cystein und Methionin benötigt, ebenso für Glutathion. Der Mensch muss die für sein Überleben unerlässlichen Schwefelverbindungen aus pflanzlichen und tierischen Nahrungsquellen aufnehmen.

Zwei Schwefelverbindungen sind hilfreich für die Behandlung von CFS:

- Glutathion (GSH)
- Methyl-Sulfonyl-Methan (MSM)

Ziel ist es, dem Körper mehr Glutathion zur Verfügung zu stellen.

Glutathion

Glutathion besteht aus den drei Aminosäuren Glutamin, Glycin und Cystein. Glutathion gilt als das bedeutendste endogene Antioxidans, d. h. Gegenmittel für Sauerstoffradikale. Da Glycin und Glutamin in hoher Konzentration im Körper vorkommen, bestimmt der Vorrat an Cystein die Bildung von Glutathion. Wir geben 1600 mg Glutathion alle 2 Wochen oder auch öfters intravenös. Die orale Zufuhr ist unsicher, da Glutathion im Magen zerstört wird. Es gibt Tabletten mit einem speziellen Überzug, die sich erst im Dünndarm öffnen, oder man nimmt S-Adenosyl-Glutathion, das im Magen nicht zerstört wird. Die tägliche Zufuhr beträgt dann 300 bis 600 mg.

Methyl-Sulfonyl-Methan (MSM)

Dies ist eine organische Schwefelverbindung, die in Pflanzen, Tieren und auch beim Menschen vorkommt. MSM ist ein weißes, wasserlösliches, kristallines Pulver. Aufgelöst in Wasser hat es einen leicht bitteren Geschmack. MSM wird von Pflanzen aus dem Boden aufgenommen. Über die Pflanzen nimmt der Mensch MSM auf, aber auch über Fleisch und Meeresfrüchte. Die höchsten Konzentrationen können in Kuhmilch (3,3 ppm), Kaffee (1,6 ppm), Tomaten (0,86 ppm) und Tee (0,3 ppm) gemessen werden. Methyl-Sulfonyl-Methan hat eine entzündungshemmende Wirkung und kann Radikale abfangen. Es konnte nachgewiesen werden, dass der Schwefel von Methyl-Sulfonyl-Methan auf Serumproteine übertragbar ist. Es wird vor allem in die Aminosäuren Methionin und Cystein eingebaut. Somit verbessert MSM die Bildung von Glutathion. Methyl-Sulfonyl-Methan kann die Blut-Hirn-Schranke durchdringen, die Ausscheidung erfolgt über den Urin. Die Dosis für die orale Applikation beträgt beim Menschen 1 – 3 g täglich, wobei eine Steigerung bis auf 18 g täglich möglich ist. MSM sollte immer dann eingesetzt werden, wenn Schmerzen im Bereich der Skelettmuskulatur bestehen und konventionelle Schmerzmittel nicht vertragen werden.

Gleichzeitig wird auch von einer Verbesserung der Verdauungsfunktion berichtet.

Um therapeutische Wirkungen zu erzielen, sind 3 bis 4 g MSM täglich erforderlich. Empfehlenswert ist am Beginn der Behandlung eine Dosis von 250 mg täglich. Alle drei Tage wird dann um weitere 250 mg gesteigert. Bei höheren Dosen ist eine Aufteilung auf zwei bis drei Einnahmen am Tag besser verträglich. MSM sollte nicht nach 18 Uhr eingenommen werden, weil der Energieanstieg das Einschlafen verzögern kann. Wegen des etwas bitteren Geschmacks wird das Pulver gern in Fruchtsäfte eingerührt. Ein Teelöffel entspricht ca. 4 g MSM. Wenn Blutverdünnungsmittel wie Marcumar® eingenommen werden, sollten am Beginn der Therapie die Gerinnungswerte öfter kontrolliert werden.

D-Ribose

Dies ist der Ausgangsstoff für das ATP. Normalerweise wird der Stoff im Körper aus Traubenzucker hergestellt. Es ist ein „5er-Zucker", also mit 5 Kohlenstoffatomen. Traubenzucker hat 6 Kohlenstoffatome. D-Ribose schmeckt leicht süßlich und kann verschiedenen Lebensmitteln zugefügt werden, dem Müsli oder auch dem Tee. Bis zu 3 × 5 g sind möglich. Die Halbwertszeit ist kurz.

Carnitin

Carnitin, genauer L-Carnitin, ist eine natürlich vorkommende, vitaminähnliche Substanz. Es spielt eine wichtige Rolle im Energiestoffwechsel menschlicher, tierischer und pflanzlicher Zellen. L-Carnitin fungiert als Transportmolekül für aktivierte Fettsäuren im Zytoplasma und in den Mitochondrien. Es übt diese Funktion im Wechselspiel mit Coenzym A aus. Langkettige Fettsäuren können nur gebunden an L-Carnitin durch die Mitochondrienmembranen transportiert werden. Der menschliche Körper kann L-Carnitin aus den Aminosäuren Methionin und Lysin selbst bilden, nimmt es jedoch hauptsächlich über Fleisch auf. L-Carnitin befindet sich in großen Mengen in rotem Fleisch, insbesondere in Schaf- und Lammfleisch. Geflügelfleisch dagegen ist carnitinärmer, während vegetarische Lebensmittel wenig oder gar kein L-Carnitin enthalten. Bei einer gemischten Kost werden täglich zwischen 100 und 300 mg L-Carnitin durch die Nahrung aufgenommen. Vegetarier führen sich mit der Nahrung durchschnittlich nur etwa 2–10 mg Carnitin zu. Der restliche Bedarf wird durch die endogene Synthese gedeckt, wenn die essenziellen Kofaktoren Vitamin C, Vitamin B_3, Vitamin B_6 und Eisen in ausreichender Menge zur Verfügung stehen. Carnitin ist ein farbloses, kristallines Pulver, das sehr gut wasserlöslich ist.

Wissenschaftler der University of Connecticut in den USA eröffneten neue Perspektiven hinsichtlich der Rolle von L-Carnitin. Die tägliche Einnahme von L-Carnitin vor intensiven Belastungen führte bei gesunden Freizeitsportlern zu einer deutlich niedrigeren Produktion von freien Radikalen, weniger Muskelkater und weniger Muskelschäden nach dem Training. Das bedeutet, dass die Einnahme von L-Carnitin die Erholung unterstützen kann. L-Carnitin verbesserte auch deutlich die durchschnittliche Leistung und führte zu einer schnelleren Erholung nach großen körperlichen Anstrengungen. Diese Schutzwirkung ist wohl auch zum Teil auf eine verbesserte Sauerstoffversorgung der Muskeln durch eine verstärkte Durchblutung zurückzuführen.

In den Mitochondrien werden langkettige Fettsäuren vom Carboxylende her in mehreren Zyklen in C2-Einheiten abgebaut. Die Acetylgruppen verlassen als Acetyl-Coenzym A die β-Oxidation, durchlaufen den Citratzyklus und liefern in der Atmungskette neben Wasser und CO_2 Energie in Form von ATP. Da die β-Oxidation innerhalb der Zelle in den Mitochondrien stattfindet, langkettige Fettsäuren die innere Mitochondrienmembran aber alleine nicht passieren können, bedarf es eines Transportmoleküls, das diese langkettigen Fettsäuren an den Ort befördert, an dem sie benötigt und später verstoffwechselt werden. Dieses Transportmolekül ist L-Carnitin. L-Carnitin ist also notwendig, um Fettsäuren in Energie umzuwandeln. Ein Mangel an L-Carnitin behindert nicht nur den Eintritt der Fettsäuren in die Mitochondrien, sondern hemmt gleichzeitig deren Abbau. Zwangsläufig erhöhen sich dabei die Konzentrationen nicht verwerteter Acyl-CoA-Ester. Langkettige Acyl-CoA-Ester wirken aber hemmend auf andere Prozesse und auf Schrittmacherreaktionen weiterer Stoffwechselabläufe. Hiervon betroffen sind Systeme, die den ADP/ATP-Austausch über die innere Mitochondrienmembran vermitteln. Dadurch entsteht ein Energiedefizit in der Zelle.

Wird L-Carnitin zugeführt, bindet es die überschüssigen Fettsäuren und „befreit" Coenzym A von seiner Fettsäurelast. Die Dosierung beträgt zu Beginn 3 × 200 mg. Die empfohlene Erhaltungsdosis liegt bei etwa 1 g/Tag.

Die Stabilisierung der Mitochondrienmembran durch Omega-3-Fettsäuren

Natürliche Fettsäuren enthalten eine gerade Anzahl von Kohlenstoffatomen. Sie werden eingeteilt in kurzkettige (weniger als 6 Kohlenstoffatome), mittelkettige (6 – 10 Kohlenstoffatome) und langkettige (mehr als 10 Kohlenstoffatome) Fettsäuren. Weiter werden sie nach der Anzahl ihrer Doppelbindungen in gesättigte (keine Doppelbindung), einfach ungesättigte (1 Doppelbindung) und mehrfach ungesättigte Fettsäuren (mehrere Doppelbindungen) eingeteilt. Das C-Atom am Ende der Kohlenstoffkette wird immer mit ω (Omega) bezeichnet. Der Ort der Doppelbindung wird vom ω-Kohlenstoffatom aus nummeriert. Bei Omega-3-Fettsäuren trägt also das dritte Kohlenstoffatom von hinten die Doppelbindung. Meist werden dann alle weiteren Doppelbindungen des Moleküls aufgeführt, allerdings wird dann wieder von vorne gezählt. Die wichtigste Omega-3-Fettsäure, sie hat 20 Kohlenstoffatome und fünf Doppelbindungen, heißt Eicosapentaensäure und wird so beschrieben: (20:5;ω-3). Je mehr Doppelbindungen ein Molekül enthält, desto flüssiger ist es.

Die wichtigsten Omega-3-Fettsäuren sind:

- Linolensäure (LLS), (18:3;ω-3)

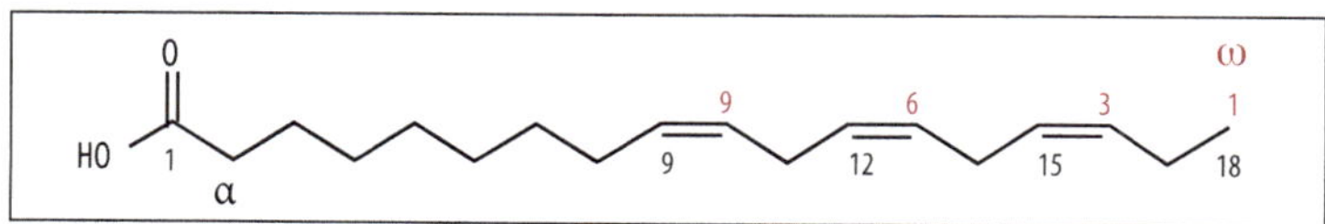

- Eicosapentaensäure (EPA), (20:5,ω-3)

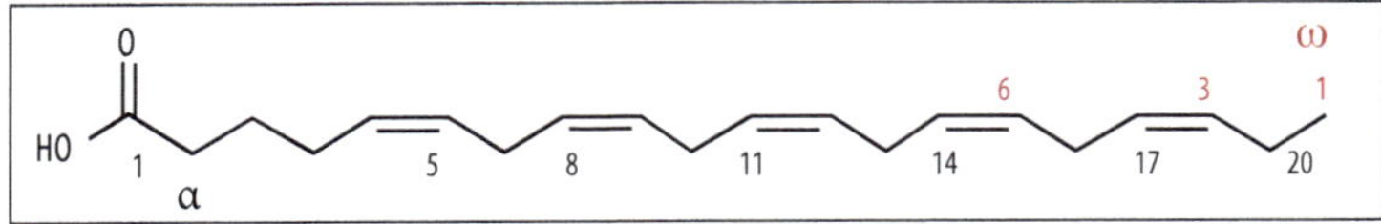

- Docosahexaensäure (DHA), (22:6;ω-3)

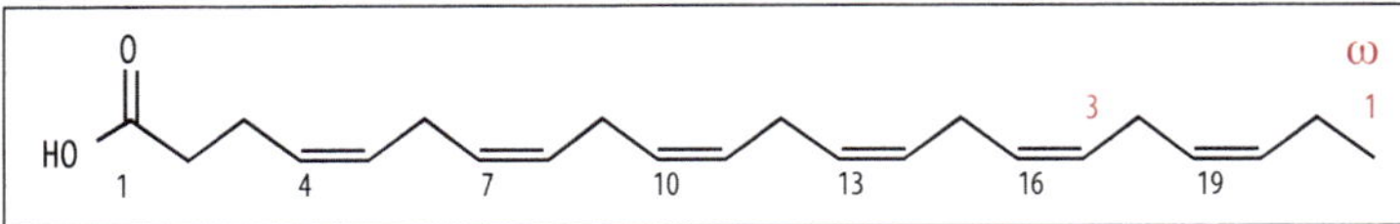

Die hochungesättigten Omega-3-Fettsäuren EPA und DHA finden sich in hohen Konzentrationen in Algen, Moosen und Farnen. Über die Nahrungskette Algen (Spirulina) und Krill gelangen diese Fettsäuren in hoher Konzentration in die Kaltwasserfische Makrele, Hering und Lachs. Für den Krill besitzen diese Fettsäuren eine hohe Bedeutung, da sie die Fließeigenschaften des Blutes auch bei sehr tiefen Temperaturen bis weit unter den Gefrierpunkt erhalten. Aber auch im Fleisch von Wildtieren, die Moose und Farne fressen, finden wir diese Fettsäuren.

In geringem Maß ist der Mensch in der Lage, diese Fettsäuren in den weißen Blutkörperchen und in der Leber zu bilden. Entscheidend ist aber die Zufuhr dieser Fettsäuren durch die Ernährung.

Die innere Mitochondrienmembran ist reich an mehrfach ungesättigten Fettsäuren. Diese Membran scheint in ihrer Struktur und Funktion im Rahmen der Mitochondropathie gestört zu sein. Autoimmunprozesse führen zu einer weiteren Verschlechterung. Die zusätzliche Gabe von ω-3-Fettsäuren führt zu einer Stabilisierung der Membran und zu einer Verbesserung der Stoffwechselprozesse. DHA macht bis zu 60% der Fettsäuren in der Membran aus.

Aus Leinöl oder Nachtkerzenöl ist der Mensch in der Lage, zusammen mit Vitamin B_6 und Zink, schließlich EPA und DHA zu bilden.

Kuklinski empfiehlt deshalb täglich einen Esslöffel Leinöl kalt ins Essen gerührt oder 2- bis 3-mal in der Woche Hochseefisch. Auch Algenpräparate bieten sich an. Afa- oder Spirulina-Algen sollten gegenüber Chlorella wegen des Jodgehaltes bevorzugt werden. Die empfohlene Tagesdosis beträgt 3 × 1000 mg.

Die Therapie mit Coenzym Q10

Coenzym Q10 wird über die Nahrung zugeführt, aber auch im Körper selbst gebildet. Die Zelle benötigt dazu: die Aminosäuren Phenylalanin, Tyrosin und Methionin, die B-Vitamine Folsäure, Vitamin B_3, Vitamin B_5 (Pantothensäure), Vitamin B_6 und Vitamin B_{12}.

Coenzym Q10 ist ein gelb-oranges, kristallines Pulver ohne Geruch und Geschmack.

Coenzym Q10 ist Bestandteil der Atmungskette, dem Ort der Energiegewinnung. Organe mit hohem Energiebedarf weisen die höchste Konzentration an Coenzym Q10 auf.

Über die Nahrung nehmen wir täglich etwa drei bis fünf Milligramm Coenzym Q10 auf. Bei erhöhtem Q10-Bedarf kann eine zusätzliche Zufuhr helfen, einen Mangel zu vermeiden. Für einen Erwachsenen beträgt die von den meisten Wissenschaftlern empfohlene Dosierung 1 mg/kg Körpergewicht und pro Tag.

Bei gesunden Menschen beträgt die Plasmakonzentration von Coenzym Q10 0,5–1,2 µg/ml. Mit zunehmendem Alter nehmen die Q10-Konzentrationen in den verschiedenen Organen ab. Der Herzmuskel von 40-Jährigen hat 30 % und der von 80-Jährigen 60 % weniger Coenzym Q10 als der von gesunden 20-Jährigen. Statine zur Cholesterinsenkung hemmen die Coenzym-Q10-Bildung um ca. 50 %. Eine Überdosierung von Coenzym Q10 ist nicht bekannt. Lediglich Patienten, die eine Antikoagulation mit Marcumar vornehmen müssen, sollten öfter die Gerinnungswerte kontrollieren.

Coenzym Q10 findet sich reichhaltig im Fleisch, vor allem in der Leber, in öligem Fisch (Sardinen, Makrelen usw.), Nüssen (z. B. Pistazien), Hülsenfrüchten, Sesamsamen, Sonnenblumenkernen, Pflanzenölen, Kohl, Zwiebeln, Kartoffeln, Spinat, Rosenkohl und Brokkoli. Durch die Verarbeitung von Lebensmitteln wie Kochen, Konservierung und Lagerung kann Coenzym Q10 jedoch zerstört werden. Der Verlust kann bis zu 50 % betragen.

Studien haben ergeben, dass Coenzym Q10 erst dann in die Mitochondrien gelangt, wenn ein Blutspiegel von 2,5 µg/ml erreicht wird. Die biologische Halbwertszeit beträgt 33 Stunden. *Kuklinski* stellt fest, dass bei über 50-Jährigen bei einer Einnahme von 3 × 30 mg Coenzym Q10 nach 3 Monaten ein Wirkspiegel von 1,5 bis 2,0 µg/ml gemessen werden kann. Er empfiehlt eine einschleichende Dosierung. Coenzym Q10 sollte erst am Ende der Aufbauphase mit Mikronährstoffen eingesetzt werden.

Er empfiehlt folgende Dosissteigerung:

- 1. Woche: 2 × 30 mg
- 2. Woche: 2 × 60 mg
- 3. Woche: 2 × 100 mg, danach weitere Anpassung der Dosierung.

Noch wirksamer ist Coenzym Q10 in flüssiger Form. Man kann es mehrmals direkt auf die Zunge geben.

KAPITEL 21

Therapie der Hormonstörungen

Das chronische Erschöpfungssyndrom (CFS) kann zu Störungen bei den Hormonen führen, weshalb unbedingt auch eine Überprüfung des Hormonstatus erfolgen sollte. An erster Stelle steht die Schilddrüse. CFS führt zu einer Zunahme von Autoimmunprozessen und die Schilddrüse wird am häufigsten geschädigt.

Aber auch die Nebennieren können betroffen sein. Dann liegt der Kortisolwert sehr niedrig. Beide Hormonstörungen verhindern in starkem Maße, dass eine Erholung eintritt.

Hormone sind Signalstoffe. Sie werden vom Organismus in speziellen Drüsen gebildet. Auf dem Blutweg gelangen sie zu den Organen, wo sie ganz spezielle Wirkungen ausüben. Hormone steuern somit alle Leistungen des Organismus: das Wachstum, das Zellwachstum, den Stoffwechsel und die Fortpflanzung. Die Konzentration der Hormone im Blut ist sehr gering, sie wird sorgfältig kontrolliert. Störungen der Hormonproduktion führen zu Gesundheitsstörungen.

Die Tätigkeit vieler Hormondrüsen wird zentral vom Hypothalamus-Hypophysen-System gesteuert. Man kann von einer Hierarchie der Hormondrüsen sprechen, die drei Stufen umfasst. Am Beispiel der Nebennierenrinde soll dies gezeigt werden. Der Hypothalamus fördert oder hemmt die Sekretion von Hormonen aus der Hypophyse. Deren Hormone stimulieren wiederum die Hormonproduktion in der Nebennierenrinde. Das in der Nebennierenrinde produzierte Hormon Kortisol wirkt im Sinne eines Regelkreises auf den Hypothalamus und die Hypophyse zurück und hemmt wiederum deren Hormonproduktion. Der Hypothalamus als „großes Computersystem" reagiert auf Meldungen des Zentralnervensystems.

Eine wirksame Regulation durch Hormone ist nur dann möglich, wenn die Hormone aus der Blutbahn auch wieder entfernt werden, denn sonst würde der Organismus auf Dauer mit Hormonen überschwemmt. Die meisten Hormone werden in der Leber inaktiviert.

Hormonbedingte Krankheiten beruhen auf Störungen der Bildung, der Sekretion, der Wirkung oder der Regulation von Hormonen.

Bei Patienten mit CFS stehen Störungen der Schilddrüse, der Hypophyse und der Nebenniere im Vordergrund. Störungen der Sexualhormone sollten ebenfalls berücksichtigt werden. Auch das hormonähnliche Vitamin D wird immer wichtiger.

Störungen der Schilddrüsenhormone

Oxidativer und nitrosativer Stress führen sehr rasch zu einer Störung der Schilddrüsenfunktion. Ob mit oder ohne Bildung von Autoantikörpern (wie TPO, TAK oder TRAK) kommt es meist zu einer Unterfunktion der Schilddrüse mit einem Anstieg des von der Hypophyse gebildeten TSH und einem Abfall der freien Schilddrüsenhormone FT3 und FT4. Gleichzeitig tritt eine Störung der Umwandlung von FT4 zu FT3 auf, weil meist ein Mangel an Selen besteht. Deshalb bringt die zusätzliche Einnahme von Trijodthyronin (T3), dem aktiven Schilddrüsenhormon, zum Thyroxin (T4) meist eine Verbesserung des Befindens. Praktisch alle Zellen des Organismus werden von den Schilddrüsenhormonen beeinflusst. Auch wenn die Schilddrüsenhormone noch im Normbereich liegen, sollte bei CFS ein Therapieversuch mit 25 µg L-Thyroxin versucht werden. Oft kommt es zu einer Besserung der Symptome. Vorsicht ist allerdings geboten, wenn Patienten auf eigene Faust die Dosierung immer weiter erhöhen, weil nach einiger Zeit wieder ein Wirkungsverlust aufgetreten ist.

Störung der Hormone der Nebennierenrinde

Der latente Kortisolmangel wird durch eine Fehlregulation zwischen dem Hypothalamus, der Hypophyse und der Nebennierenrinde hervorgerufen. Über diese Verbindung reguliert der Körper die Kortisolproduktion. Elektrolytstörungen sind selten. Der ACTH-Test ist meist unauffällig. Oft findet sich eine Erniedrigung des Nüchternblutzuckers. Die Gesichtshaut ist blass. Kreislaufregulationsstörungen mit Schwindel kommen oft vor. Auch eine

Vermehrung bestimmter Blutkörperchen wie der eosinophilen Granulozyten und der Lymphozyten kann auftreten. Ein Therapieversuch kann mit 15–30 mg Hydrokortison in zwei Einzeldosen (2/3 morgens, 1/3 mittags) unternommen werden. Bei starkem Blutdruckabfall nach dem Aufstehen sollte zusätzlich 0,05–0,1 mg Fludrokortison gegeben werden. Die Unterscheidung einer Schilddrüsenunterfunktion und einer Nebenniereninsuffizienz ist nicht leicht. Die folgende Gegenüberstellung der Symptome und Laborwerte soll die Unterschiede aufzeigen.

Nebennierenschwäche – Schilddrüsenunterfunktion, ein Vergleich

Symptome	Nebennierenschwäche	Schilddrüsenunterfunktion
Körperform	schlank, nur geringe Gewichtszunahme	generalisierte Gewichtszunahme, nur geringe Gewichtsabnahme möglich
Gesichtsform	eingesunkene Augen- und Wangenpartie	volle, rundliche Augen- und Wangenpartie
Augenbrauen	eher voll	spärlich im äußeren Drittel bis zur Mitte
Gewebe um die Augen	eingesunken, mit dunklen Ringen	voll, oft mit „Tränensäcken"
Hautfarbe	bleiche Gesichtsfarbe, besonders um den Mund; bei dunkler Haut zusätzliche Pigmentierung	eher gerötete Haut, auch um den Mund
Haare	dünn, fein und trocken; verstärkter Haarausfall; spärlich an den Unterarmen und Unterschenkeln	spärlich, eher wellig, auch Farbveränderungen
Nägel	dünn und brüchig	Verdickung der Nägel
Haut	trocken, dünn	Hautdicke normal, heilt schlecht, bekommt schnell blaue Flecken
Pigmentierung der Haut	Vitiligo (weiße, pigmentfreie Flecken der Haut)	selten Vitiligo
Bindegewebe	schlaffe Bänder	geringe Elastizität
Feuchtigkeit	trockene Haut	eher fettige Haut
Lichtempfindlichkeit	++	–

Symptome	Nebennierenschwäche	Schilddrüsenunterfunktion
Schmerzen	Kopfweh, Migräne	Gelenke und Muskeln
Temperaturverhalten	zu warm, wenn es warm ist; zu kalt, wenn es kalt ist; eher Untertemperatur	Kältegefühl, schnelles Frieren
Kälte-Intoleranz	+++	+
Hitze-Intoleranz	+	+++
Kalte Hände und Füße	+++	+
Warme Hände und Füße trotz niedriger Körpertemperatur	–	++
Neigung zu schwitzen	anfangs stark, später geringer	leicht verstärkt, eher fettig als feucht
Emotionalität	hyperaktiv	hypoaktiv
Immunsystem	Tendenz zur Überreaktion mit Allergien und Autoimmunkrankheiten	Tendenz zur Abschwächung bei Infektionen
Medikamentenempfindlichkeit	++	+
Empathie	++	–
Humor	–	++
Ernsthaftigkeit	+++	–
Depression	+	+++
Angst, Panik	+++	+
Zwänge	++	–
Schreckhaftigkeit	++	–
Stresstoleranz	schlecht	eher gering
Schlafverhalten	Schlaflosigkeit, leichter Schlaf, Aufwachen zwischen 2 und 4 Uhr, unausgeschlafen	Schläfrigkeit, unausgeschlafen
Energie	keine Motivation, klagt über Müdigkeit und Erschöpfung, keine Ausdauer	keine Motivation, müde und Erschöpfung

Symptome	Nebennierenschwäche	Schilddrüsenunterfunktion
Intellekt	keine Schärfe, Klarheit, Konzentration; schlechtes Kurzzeitgedächtnis, „Gehirnnebel"	keine Schärfe, Klarheit, Konzentration; Kurzzeitgedächtnis verlangsamt
Ausdauer	keine Ausdauer	keine Ausdauer
Unterschenkelödeme	–	+
Unfähig, ruhig zu sein; Bewegung ist leichter	+	–
Orthostase-Symptomatik (Erniedrigung des Blutdrucks beim Wechsel vom Liegen/ Sitzen zum Stehen)	++	–
Blutdruck	80/50 bis 110/70	oft zu hoch, durch Medikamente schlecht beeinflussbar
Herzklopfen	++	–
Mitralklappenfunktionsstörung	++	–
Diät-Vorlieben	vegetarisch	Mischkost
Verdauung	verträgt Fleisch schlecht	kann Fleisch essen
Darmfunktion	irritabel, hyperaktiv, schnelle Passage	eher Verstopfung, hypoaktiv
Malabsorption, Störung bei der Nahrungsaufnahme	+++	+
Vorlieben beim Essen	Süßigkeiten, Gesalzenes, Lakritze	Fettes
Glukose im Serum	hypoglykämisch	normal bis hyperglykämisch
Fertilität und Zyklus	++	+
Gesamt-Cholesterin	eher niedrig	hoch und schwer zu senken
HDL-Cholesterin	eher hoch	eher niedrig
Gesamt-Cholesterin/ HDL	3,0 oder niedriger	3,5 oder höher
Kalium im Serum	4,0 oder höher	unter 4,0
Natrium im Serum	140 oder niedriger	über 140

Symptome	Nebennierenschwäche	Schilddrüsenunterfunktion
DHEA (Dehydroepiandrosteron), ein Hormon der Nebennierenrinde	niedrig	?
Testosteron	eher niedrig	?
Leukozyten	unter 6,0	normal
Thrombozyten	unter 200	über 300
MCV, Größe der roten Blutkörperchen	über 93	nicht erhöht

– nie vorhanden
\+ möglich
++ oft vorhanden
+++ immer vorhanden

Ausgleich des Vitamin-D-Mangels

Ein Vitamin-D-Mangel ist häufig. Eigentlich ist Vitamin D nach der Definition gar kein Vitamin, weil es der Mensch mithilfe von Sonnenlicht selbst bilden kann. Aufgrund seiner chemischen Struktur gehört das Vitamin D eher zu den Steroidhormonen wie Progesteron, Östradiol, Testosteron oder Kortisol und wird auch wie diese aus Cholesterin gebildet. Im Allgemeinen deckt die Bildung von Vitamin D durch Sonneneinstrahlung nur die Hälfte des täglichen Bedarfs. Die andere Hälfte muss über die Nahrung aufgenommen werden.

Die Bildung von Vitamin D beginnt in der Leber aus Cholesterin zu 7-Dehydrocholsterol. Diese Substanz wird an ein Transporteiweiß gebunden, das Vitamin-D-bindende Protein, und über den Blutkreislauf in die Haut transportiert. Durch ultraviolette Strahlung (UV-B mit 290–315 nm Wellenlänge) entsteht das Prä-Vitamin D_3, das wieder an das gleiche Transporteiweiß gebunden und zurück zur Leber transportiert wird. Dort entsteht 25-Hydroxycholecalciferol (25(OH)D3), auch Calcidiol genannt. In gleicher Weise wird das aus der Nahrung aufgenommene Cholecalciferol in der Leber zu Calcidiol umgewandelt.

Das in der Leber gebildete Calcidiol stellt lediglich eine Vorstufe dar und muss nun aktiviert werden, damit es seine Wirkung entfalten kann. Dies geschieht in der Niere. Es entsteht dort $1{,}25(OH)_2D3$, auch Calcitriol genannt, das aktive Vitamin D_3. Die Umwandlung erfolgt in den Mitochondrien der Leber- und der Nierenzellen. Der Weg aus dem Zytoplasma der Zelle in die Mitochondrienmembran erfordert Zeit. Der wichtigste geschwindigkeitsbestimmende Schritt ist aber die Umwandlung von Calcidiol in Calcitriol in der Niere. Die klassischen Wirkungen von Vitamin D liegen im Bereich der Regulation des Kalzium- und Phosphatstoffwechsels. Vitamin D hat aber noch andere Wirkungen, die gerade im Hinblick auf CFS von Bedeutung sind:

- Vitamin D verbessert die Insulinausschüttung der Bauchspeicheldrüse.
- Vitamin D verbessert die Herzfunktion.
- Vitamin D schützt vor Depressionen.
- Vitamin D verbessert die Funktion des Immunsystems durch Aktivierung von Abwehrzellen (Makrophagen).
- Vitamin D schützt vor Autoimmunkrankheiten.

Vitamin D stellt somit einen wichtigen Immunmodulator dar. Es verbessert ein schwaches Immunsystem und vermindert gleichzeitig aber übermäßige Immunreaktionen.

Die beste Beurteilungsgrundlage für die Versorgung mit Vitamin D stellt die Bestimmung von Calcidiol (25(OH)D3) dar.

Die empfohlene Tagesdosis beträgt 1000 bis 5000 IE Vitamin D täglich. Oft werden nicht IE, also Internationale Einheiten, sondern µg angegeben. Die Umrechnung lautet: 1 µg = 40 IE.

Die Vitamin-D-reichsten Lebensmittel sind Meeresfische. Andere tierische Produkte sind wesentlich ärmer an Vitamin D. Die Leber enthält relativ viel Vitamin D. Außer in Pilzen ist in pflanzlichen Lebensmitteln kein Vitamin D enthalten.

Hier ein paar Beispiele:

Nahrungsmittel	Gehalt an Vitamin D_3 (µg/100g)
Hering	31
Lachs	16
Aal	13
Sardine	7,5
Heilbutt	5
Thunfisch	5
Champignons	2
Rinderleber	1,7
Ei	1,7
Fleisch	1
Butter	0,75
Käse	<1
Milch	0,03

Störung der Sexualhormone

Bei Männern sollte ein sekundäres Androgenmangelsyndrom ausgeschlossen werden. Die Laboruntersuchung ergibt typischerweise erniedrigte Werte für das Gesamttestosteron (unter 4 ng/dl) bei erniedrigtem LH und FSH. Der Wert für das sexualhormonbindende Globulin (SHBG) kann erhöht sein, sodass daraus ein erniedrigter FAI (freier Androgen-Index) resultiert. Die Subsitutionstherapie erfolgt mit dem täglichen Auftragen eines Hormon-Gels auf die Haut oder einer intramuskulären Injektion alle 2–3 Monate.

Frauen, die an CFS leiden, berichten häufig über Zyklusunregelmäßigkeiten, Ovarialzysten, Endometriose, Myome, Mastopathie, Fehl- und Frühgeburten und Fertilitätsstörungen. Prämenstruelle Beschwerden (PMS) sind häufig. Diese Befunde sprechen oft für eine Östrogendominanz. Charakteristisch sind niedrige Progesteronspiegel am Ende des Zyklus. Das Auftragen einer 3 % Progesteroncreme auf die Haut vom 12. bis 26. Zyklustag bringt eine deutliche Besserung der Beschwerden. Im Klimakterium wird die Progesteroncreme kontinuierlich aufgetragen. Nur selten muss zusätzlich ein Östrogenpräparat verabreicht werden. Gels und Pflaster werden bevorzugt.

KAPITEL 22

Ketogene Ernährung

Wie soll sich ein CFS-Kranker ernähren? Derzeit steht an erster Stelle die ketogene Ernährung.

Die ketogene Ernährung ist eine sehr stark kohlehydratreduzierte, aber fettreiche Form der Ernährung. Dabei kommt es im Stoffwechsel zu einem Anstieg von sogenannten Ketonkörpern, wobei Aceton der bekannteste ist.

Dieser Zustand ist zunächst ein physiologischer Vorgang und hat nichts mit einer Entgleisung des Blutzuckers wie beim Diabetiker zu tun. Ernährt man sich ketogen, dann ersetzen die Ketonkörper den Zucker (Glukose) als Energiequelle.

Drei Ketonkörper kommen im Organismus vor: Sie heißen Acetoacetat, Beta-Hydroxybutyrat und Aceton.

Ketonkörper können von allen Geweben, aber besonders von der Muskulatur und vom Gehirn als Energielieferant verwendet werden. Sie können problemlos die Blut-Hirn-Schranke überwinden.

Die ketogene Ernährung hat eine lange Tradition. Dabei besteht eine Verbindung zum Fasten. Schon im Neuen Testament wird Jesus zitiert, der nach dem epileptischen Anfall eines Kindes das Fasten empfiehlt.

In der Tat wurde in den 1920er-Jahren die ketogene Ernährung zur Behandlung der Epilepsie vor allem bei Kindern in die Therapie eingeführt. Später geriet diese Therapie allerdings wieder in Vergessenheit, weil zunehmend Medikamente zur Behandlung gefunden worden waren.

Die ketogene Ernährung ermöglichte es dem Menschen, Hungerperioden zu überstehen. Dabei werden die vorhandenen Fettdepots eingeschmolzen. Normalerweise ist dieser Stoffwechselweg nur von geringer Bedeutung und trägt zum Energiestoffwechsel nur 2 bis 5 % bei, weil in heutiger Zeit ständig genügend Kohlenhydrate zur Verfügung stehen. Erst nach einigen Tagen der Anpassung findet eine Steigerung auf über 30 % statt. Die Muskulatur beginnt früher als das Gehirn damit, Ketonkörper zu verwerten. Das Gehirn tut sich damit also etwas schwerer.

Für viele Menschen ist es undenkbar, sich ohne Kohlenhydrate zu ernähren. Sie glauben nicht, dass dies möglich ist.

Das sind die Vorteile der ketogenen Ernährung. Es sind erstaunlich viele:

- Gewichtsabnahme und Stabilisierung des Kohlenhydratstoffwechsels
- Steigerung mentaler Fähigkeiten und Verbesserung der Konzentration
- Verbesserung der Schlafqualität
- Stabilisierung des Immunsystems, insbesondere Verringerung der Aktivierung von Herpesviren
- Verlangsamung des Alterungsprozesses
- Zunahme der Lebensqualität, möglicherweise durch Verstärkung der Endorphin-Ausschüttung

Was bedeutet also Ketose?

Ketose ist ein Zustand, bei dem die Konzentration der Ketonkörper über dem Normbereich liegt. Diese Aussage ist natürlich irreführend, denn wie wird dieser Normbereich überhaupt ermittelt? Es ist natürlich der Normbereich eines „Mischköstlers“, der sich reichlich von Kohlenhydraten ernährt. Den ganzen Tag über isst er Pasta, Brot und Süßes. Es ist klar, dass seine Ketonkörper sehr niedrig liegen. Und so ist es ja auch! Der Durchschnittsesser hat eine Konzentration von weniger als 0,1 mmol Ketonkörper in einem Liter Blut. Er befindet sich also niemals in einer Ketose. Wer in der Ketose ist, liegt mit seinem Wert über 2 mmol/l bis maximal 5 mmol/l.

Es ist wichtig zu wissen, dass diese Werte absolut gesund sind. Es hat also nichts Krankhaftes, wenn man diese Werte hat. Dieser Zustand darf nicht mit einer Stoffwechselentgleisung verwechselt werden.

Die Ketose wird leider oft mit der Ketoazidose verwechselt. Die Ketoazidose ist ein pathologischer Zustand. Dieser tritt nur auf bei Diabetes mellitus mit extrem hohen Blutzuckerwerten oder bei einer Alkoholvergiftung. Dann werden Werte bis zu 25 mmol/l gemessen. Jetzt sind allerdings die

Kompensationsmöglichkeiten des Körpers überlastet, und das Blut ist total übersäuert. Niemals werden diese hohen Werte bei einem gesunden Menschen erreicht.

Ketonkörper sind relativ kleine Moleküle, die den Körper mit Energie versorgen. Teilweise sind diese Ketonkörper flüchtig und werden mit der Atemluft wieder ausgeschieden. Das Aceton ist so ein Stoff. Es riecht leicht süßlich, wie nach frischen Äpfeln. Die Ketonkörper werden aber auch über den Urin ausgeschieden und können dann leicht mit Teststreifen gemessen werden. Diese Ausscheidung nimmt aber nach einigen Tagen wieder ab, weil der Körper inzwischen gelernt hat, diese Stoffe besser zu verwerten.

Wie sieht diese Ernährung in der Praxis aus?

- Die Kohlenhydrate werden drastisch reduziert!
- Die Fettmenge wird sehr stark angehoben, denn der Körper braucht ja energiereiche Stoffe! Wenn wir sie nicht bekommen, dann geht es uns schlecht.

Wir wollen keine starke Insulinausschüttung mehr, also müssen die Kohlenhydrate stark reduziert werden. Sonst wird es nichts mit der Ketose. Die maximale Menge sind 50 g in 24 Stunden. Besser sind allerdings nur 20 bis 30 g, vor allem am Anfang, also in der Adaptionsphase am Beginn der Ernährungsumstellung. Es ist also ein Probieren am Anfang. Und dann die Fette! Sie müssen rauf! Denn die Ketone entstehen ja aus Fettsäuren. Sie müssen zur Leber und die produziert dann die Ketonkörper. Dabei gibt es mehrere Möglichkeiten. Je weniger Fett ich der Leber anbiete, desto stärker muss sie an die Reserven, also an das körpereigene Fett. Aber niemals geht es ohne Fett. Es wird trotzdem gebraucht, damit überhaupt Ketonkörper entstehen. Fette sollen 75 % der täglich zugeführten Nahrung ausmachen. 20 % sind dann Eiweiße und nur 5 % sind Kohlenhydrate. Das ist sehr wenig und in der heutigen Gesellschaft nur schwer zu schaffen, wo überall Kohlenhydrate angeboten werden.

Es ist zunächst nur schwer verständlich, dass so viel Fett notwendig ist, um abzunehmen. Aber ohne Fettsäuren keine Ketose! Es ist der häufigste Fehler, dass zu wenig Fett zugeführt wird. Kohlenhydrate werden heruntergefahren, es wird also kein Brot, keine Pasta und kein Kuchen mehr gegessen, aber die Fette werden nicht in ausreichenden Maß erhöht. Was sind dann die Folgen? Es fehlt die Energie! Und auch die gute Laune geht dann in den Keller! Das sind dann die typischen Hungerkuren der üblichen Diäten. Das ist keine ketogene Ernährung.

Ketogene Ernährung ist mehr als eine Diät. Es ist eine radikale Umstellung des Essverhaltens. Sie ist ein mächtiges Instrument in der Medizin!

Gibt es Risikogruppen, die diese Diät nicht machen sollten?

Patienten mit Diabetes mellitus sollten diese Diät nicht beginnen. Sie könnten Probleme bekommen. Wer eine Störung der Nierenfunktion hat, sollte es auch lassen. Der Säure-Basen-Haushalt könnte durcheinandergeraten.

Haben Sie sich zu dieser Ernährung entschlossen, kommen aber damit überhaupt nicht zurecht, dann sollten Sie es auch wieder beenden. Machen Sie nichts mit Gewalt! Lassen Sie es dann einfach sein! Sie können sich ja weiterhin kohlenhydratarm ernähren.

Kohlenhydrate, also Zuckerstoffe, wurden in den letzten Jahrzehnten zum Hauptbestandteil unserer Ernährung. Die Folge sind Übergewicht bei vielen Menschen mit nachfolgendem Diabetes mellitus, arterieller Hypertonie und Herzerkrankungen wie koronarer Herzkrankheit. Leider ist es bisher nicht gelungen, diesen Trend umzukehren. Wer einmal zum „Zuckerjunkie" geworden ist, der kann nur sehr schwer wieder zurück. Industriell verarbeitete Lebensmittel enthalten immer Zucker. Dabei liegt der Zucker in den verschiedensten Formen vor. Das ist verwirrend, denn nur wenige Menschen haben Biochemie studiert und können sie unterscheiden.

Warum ist überall Zucker drin?

Eigentlich ein Skandal! Wann kommt endlich die Zuckersteuer! Leider steigen nur die Krankenkassenbeiträge immer weiter. Der Zucker soll immer von den Verbrauchern versteckt werden. Der Zucker wird einfach immer anders deklariert. Er heißt jetzt Saccharose, Glukosesirup, Raffinose, Fruktosesirup, Maltose, Dextrin, Glukose oder Süßmolkenpulver. Nie kommt das Wort Zucker vor. Aber Zucker ist und bleibt Zucker, egal wie er heißt.

Grundsätzlich wird Zucker in unserem Organismus weiter verstoffwechselt. Große Moleküle werden immer weiter aufgespalten zu kleinen Molekülen, und die verschiedenen Zucker werden dann immer zu Glukose umgewandelt. Am Schluss bleibt nur noch Glukose oder Traubenzucker übrig. Wohin damit? Das Insulin steht bereit. Glukose wird durch Insulin weiterverarbeitet, das hat die Evolution so hervorgebracht.

Der Gegenspieler des Insulins ist das Glukagon. Auch hier wiederholt sich das Grundprinzip der Natur. Immer gibt es „zwei Zügel", die das Gleichgewicht wiederherstellen sollen. Wenn zu viel Zucker übrigbleibt und alle Speicher voll sind, dann wird aus Zucker wieder Fett gemacht und für schlechte Zeiten gespeichert. Aber das Fett wird ja niemals mehr benötigt. Im Gegenteil, es kommt immer mehr dazu, denn Zucker wird ja überall in reichem Maße angeboten.

Zucker macht uns also dick. Aber leider bleibt es nicht nur bei der Gewichtszunahme. Es kommt zum Anstieg des Blutdrucks, und sofort gibt es neue Probleme. Die Gefäße gehen kaputt. Dadurch wird die Durchblutung verschiedener Organe gestört. Herzinfarkt und Schlaganfall kommen also hinzu.

„Der Zucker ist das Gift". Natürlich brauchen wir Zucker, genauso wie Salz. Aber zu viel davon macht uns krank. „Die Menge macht das Gift". Das wissen wir schon seit Paracelsus.

Die Deutsche Gesellschaft für Ernährung empfiehlt die tägliche Aufnahme von 150 g Kohlenhydrate. Die ketogene Ernährung nimmt höchstens ein Drittel davon, also maximal 50 g, eher noch weniger. Nur so kann diese Ernährung funktionieren.

Unser großes Problem ist nicht der Haushaltszucker. Den können wir gut steuern. Der größte Anteil von Zucker befindet sich in Lebensmitteln, in denen wir es gar nicht vermuten würden, etwa in Wurstwaren. Es sind die Convenience-Produkte. Diese Lebensmittel sind bereits verarbeitet, um uns die Arbeit abzunehmen. Es sind die Fertiggerichte. Sie müssen nur noch in der Mikrowelle erhitzt werden. Zucker in Ihrem bayerischen Leberkäse? Sie hätten es nicht gedacht.

Achten Sie auf den Zucker! Ein Glas Orangensaft hat bereits 20 g. Jetzt wird es eng bei der ketogenen Ernährung. Es dürfen ja nur maximal 50 g am Tag sein. Also Orangensaft geht gar nicht mehr.

Auch Nutella ist vorbei!

Zucker macht abhängig! Es ist wirklich so! Ich selbst hätte das nicht gedacht.

Ein Beispiel:

Eine Patientin schenkte uns in der Praxis einen Eimer mit mehr als 1 Kilo (genau 1,3 kg) an Fruchtgummi. Er steht in der Küche. Ich öffne den Deckel und fasse hinein und hole mir verschiedene Fruchtgummi-Stücke heraus. Sie schmecken gut. Ich setze mich wieder an den Schreibtisch und beginne zu arbeiten. Nach wenigen Minuten habe ich meinen Vorrat aufgegessen. Dann entsteht ein Verlangen in mir. Ich stehe also wieder auf und gehe zurück in die Küche. Ich fasse wieder in den Eimer hinein und hole mir erneut mehrere Stücke der Fruchtgummis heraus. Dann setze ich mich wieder an meinen Arbeitsplatz. So geht das mehrmals. Das Fruchtgummi aus Zucker will gegessen werden. Irgendwann ist der Eimer leer. Ein Glück! Die Normalität tritt wieder ein.

Es ist ein unstillbares Verlangen nach Zucker! Schon von klein auf. Zucker ist in der Lage, unser Belohnungszentrum im Gehirn zu aktivieren. Es funktioniert genauso wie bei Drogen.

Grundpfeiler der ketogenen Ernährung

Der wichtigste Grundpfeiler der ketogenen Ernährung ist das Fett. Dies bedeutet, dass wir mehr Fett essen müssen, als wir es bisher gewohnt waren. Gerade deshalb ist es besonders wichtig, dass wir auf die Qualität der Fette achten und besonders hochwertige Fette benutzen. Wir nehmen keine gehärteten, raffinierten oder überhitzten Fette mehr. Wir verwenden stattdessen lieber native Öle, Butter, Ghee und Kokosöl.

Nochmals: Was sind also die wirklichen Vorteile der ketogenen Ernährung?

- Gewichtsabnahme
- Absenkung des erhöhten Cholesterinspiegels
- Absenkung des erhöhten Insulinspiegels
- Absenkung des Blutdruckes
- Stärkung des Immunsystems, EBV wird besser kontrolliert
- Verlangsamung des Alterungsprozesses
- Verbesserung der Schlafqualität
- Verbesserung des mentalen Fokus

Was bedeutet Verbesserung des mentalen Fokus?

Es ist das zielgerichtete Denken. Es beginnt nach der Adaptationsphase, also nach erfolgreicher Umstellung auf die Ketose. Es hat nichts mit einem körperlichen Training zu tun oder mit der Einnahme von Proteinen zum Muskelaufbau. Es ist auch keine Meditationstechnik und kein mentales Training. Es entsteht ganz von alleine. Die Umstellung des Gehirns vom Kohlenhydratstoffwechsel auf Ketose reicht alleine schon aus. Das geistige Netzwerk hat sich dadurch verändert und nimmt jetzt andere Bahnen.

Es ist die bewusste Konzentration auf ein spezifisches Ziel. Auf ein ganz persönliches Ziel. Wir lassen uns weniger ablenken von unserem persönlichen Ziel. Das Ziel bleibt präsent.

Jetzt wird es ernst!

„Wie beginne ich diese Diät und wie kaufe ich ein?"

Ganz im Vordergrund steht ja die starke Begrenzung der Kohlenhydrataufnahme unter 50 g pro Tag. Es sollten aber trotzdem über 20 g Kohlenhydrate täglich sein. Viele Lebensmittel haben aber versteckte Kohlenhydrate, deshalb ist es am Anfang etwas schwierig, sich zurechtzufinden.

Relativ einfach sind folgende Empfehlungen:

- Keinen Alkohol mehr! Das spart sehr viel Kohlenhydrate ein und verbessert den Leberstoffwechsel enorm.

- Keine Pasta oder Pizza.
- Keine Süßigkeiten oder Schokoladen mehr!
- Steigerung der Eiweißmenge durch Fleisch, Fisch und Meeresfrüchte! Aber kritischer Blick auf Wurstwaren mit verstecktem Zucker.
- Käse, der richtig fett sein darf.
- Fette und Öle wie Butter und Butterschmalz, Kokos- und natives Olivenöl. Nussöle, Hanf und Raps.

Hier wird es schon schwieriger, weil diese Lebensmittel natürlich Kohlenhydrate enthalten:

Unter 2 g Kohlenhydrate pro 100 g Gewicht enthalten:

- Salate, Sprossen und Pilze

Unter 5 g Kohlenhydrate pro 100 g Gewicht enthalten:

- Kresse, Rucola, Gemüse aller Art, Gurken, Tomaten, Paprika.

Diese Lebensmittel gehören nicht dazu, weil sie noch viel mehr Kohlenhydrate enthalten:

- Mais, Kartoffeln oder Süßkartoffeln und Rote Beete, ebenso Bohnen, Erbsen, Zwiebeln, Rettich.

Wie ist es mit Obst?

- Avocado (es ist eigentlich eine Beere) ist das unbedenklichste Obst. Der Zuckergehalt liegt unter 1 g pro 100 g Gewicht.

Die folgenden Obstsorten liegen unter 10 g pro 100 g Gewicht. Am besten sind:

- Beeren
- Papaya
- Wassermelonen
- Kiwi
- Pfirsiche
- Grapefruit

Dieses Obst liegt über 10 g pro 100 g Gewicht und sollte deshalb möglichst nicht gegessen werden:

- Bananen
- Datteln
- Granatapfel
- Kaki
- Kirschen
- Trauben
- Mirabellen
- Trockenobst
- Fruchtsäfte

Milchprodukte?

Ja, denn sie gehören absolut in die Keto-Küche:

- alle Käsesorten
- Buttermilch, Joghurt, Creme fraîche, Naturjoghurt, Mascarpone, Schlagsahne
- Mozzarella
- Frischkäse
- Kefir
- Schmand

Und Ballaststoffe?

Sie sind weiterhin unentbehrlich!

- Kraut
- Kohl
- Salate
- Rohkost
- Spinat
- Nüsse
- Mandeln

„Refeeding" und „Cheatdays"? Was ist das?

An Cheatdays wird normal gegessen. Es wird also „gemogelt". Das ist notwendig, auch um die sozialen Kontakte wieder zu pflegen. Also wieder Pasta und Pizza. Pommes und Eis. An diesem Tag wird nicht auf die Kohlenhydrate geachtet. An Cheatdays ist also alles erlaubt.

Beim Refeeding sieht die Sache allerdings wieder etwas anders aus. Man isst zwar auch hin und wieder Dinge, die eigentlich nicht gegessen werden sollten, aber man isst bewusster. Man schaut sehr auf gesunde und ausgewogene Ernährung. Beides sind also Belohnungen für die bis dahin konsequent durchgeführte ketogene Ernährung. Beides sollte allerdings nicht zu früh gemacht werden, also niemals in der Adaptationsphase. Sonst geht es schief.

Wann soll ich also ein Refeeding machen? Hier sind einige Vorschläge:

- Sie frieren häufiger.
- Die Leistung beim Sport wird schlechter.
- Das Hungergefühl nimmt zu.
- Das Gewicht nimmt auch wieder zu.
- Es kommt zu Flüssigkeitsablagerungen im Körper.

Die Vorteile sind:

- Regeneration,
- Entspannung,
- Motivation, die ketogene Diät weiterzuführen.

Die Einkaufsliste:

Sarah Myhill hat eine Einkaufsliste gemacht („Weekly shopping-list based on seven days of the example daily menu"):

- 7 Kokos Joghurt zu 125 g
- 14 Eier
- 100 g Leinsamen
- 1,5 Liter Kokosnussmilch
- dunkle Schokolade
- Erdnussbutter
- Tahini (feingemahlene Sesamkörner)

- Fleisch oder Fisch für 7 Tage
- 7 Avocados
- 1 kg Gemüse
- Beeren
- Salat
- Tomaten
- Gurken
- Butter

„A daily plan for getting into ketosis" (ca. 2000 kcal, 35 g Kohlenhydrate):

- 1. Frühstück: Joghurt, Leinsamen, zwei gekochte Eier, Kefir
- 2. Frühstück: dunkle Schokolade und Erdnussbutter, Früchtetee
- Mittagessen: Sardinen in Öl, Avocado, Kokosnussmilch, Beeren
- Nachmittag: dunkle Schokolade, Tahini, Früchtetee
- Abendessen: Fleisch oder Fisch, Gemüse, Salat mit Dressing, Kokosmilch, Beeren

KAPITEL 23

Sport

Viel wird über Sport geredet. Der CFS-Patient soll ja mehr Sport machen, denn dann würde er wieder gesund werden. Das sagen viele, vor allem die, die sich mit der Krankheit nicht auskennen. Aber, wir alle wissen ja, dass das nicht geht. Es ist keine sportliche Betätigung möglich, weil die Energieproduktion in den Mitochondrien nicht gesteigert werden kann. Es reicht ja nicht einmal für den Normalzustand. Also, was soll der CFS-Patient jetzt tun? Er soll das tun, was er kann, ohne sich zu schaden. Das ist die Verbindung zum Pacing. Vielleicht ist es trotzdem nützlich, sich mit dem Thema Sport zu beschäftigen.

Sport kam im 18. Jahrhundert aus England aufs Festland nach Europa. Dort wurden die „sportlichen Tätigkeiten" der Engländer zunächst mit Kopfschütteln kommentiert und als Unsinn angesehen. Leute rannten einem Lederball nach oder schlugen ihn mit einem Teppichklopfer über ein Netz. Das war alles sehr seltsam für die Leute auf dem Festland.

Sport kommt aus dem lateinischen disportare und bedeutet „sich zerstreuen". Sport war also eine reine Freizeitbeschäftigung. Gleichzeitig bestand aber auch ein Konkurrenz- und Leistungsprinzip. Einer wollte gewinnen. Und er tat alles dafür.

Diese Form grenzte sich von den Leibesübungen auf dem Festland ab, bei der es keine Leistungsmessung gab. Die Übungen mussten eben perfekt ausgeführt werden.

Das Sporttreiben war also ursprünglich von einer Exklusivität geprägt und einer elitären Bürger- und Adelsschicht vorbehalten.

Es wurde immer wieder auf den engen Zusammenhang zwischen der Industrialisierung in England und der Entstehung des Sports hingewiesen. So haben beide in England ihren Ausgang genommen, verliefen in ihrer

Verbreitung mehr oder weniger parallel, und der Sport orientierte sich mit seinem Rekord-, Leistungs- und Konkurrenzprinzip an den gleichen Werten wie in der Arbeitswelt. Sport ist also eng mit dem Leistungsprinzip der Wirtschaft verbunden.

Mit zunehmender Freizeit der Arbeiter gegen Ende des 19. Jahrhunderts wurde der Sport vermehrt zur Freizeitbeschäftigung einer breiteren Bevölkerungsschicht. Insbesondere die Arbeitgeber waren an einer Disziplinierung ihrer Arbeiter interessiert, weshalb sie oftmals Werkssportvereine gründeten.

Im Laufe der Zeit hat sich der Sport aber immer wieder gewandelt und hat nun eine sehr hohe Kommerzialisierung erreicht. Gleichzeitig hat die Zahl der Sportarten enorm zugenommen. Heute gibt es eine Vielzahl von Sportarten. Die Frage ist heute auch, wo fängt Sport an und wo hört er auf. Sind Bocciaspielen und Sauna schon Sport? Oder wie steht es mit der Krankengymnastik?

Eine Änderung tritt nur dann ein, wenn plötzlich oder zunehmend der gewohnte Sport nicht mehr möglich ist. Die Enttäuschung ist dann groß. Es wird nach Gründen gesucht.

Wir alle kennen das Phänomen, dass wir müde von der Arbeit kommen, uns dann aufs Sofa legen und irgendwann einschlafen. In dieser Phase eine sportliche Betätigung zu beginnen erscheint abwegig. Gelingt es dennoch, sich aufzuraffen und die Jogginghose anzuziehen oder ins Fitness-Studio zu gehen, fühlt man sich danach wie neu geboren und steckt voller Unternehmenslust. Eine geistige und körperliche Fitness entwickelt sich danach. Die Stimmung erreicht dann ein hohes Niveau.

Aber plötzlich ist das nicht mehr so. Die positiven Phänomene bleiben aus. Nach dem Sport findet nun keine Erholung mehr statt. Das Gegenteil ist jetzt der Fall. Es kommt zur schnellen körperlichen und geistigen Erschöpfung, selbst nach einer verhältnismäßig geringen Belastung. Nach dem Sport müssen dann alle Aktivitäten reduziert werden, denn die Erholung tritt nur sehr langsam ein. Schlimm ist, dass körperliche Beschwerden wie Muskelschmerzen nach der Belastung sogar verstärkt auftreten können.

Diese Symptomatik hat einen Namen:

Sie heißt „postexertional neuroimmune exhaustion“ (PENE) oder postexertionelle Malaise (PEM). Das sind schöne Beschreibungen des Nichtwissens über die Ursache dieser Symptome. Niemand denkt nämlich dabei an das Epstein-Barr-Virus.

Wie soll sich der Patient nun verhalten?

Es gibt zwei Arten von Fitnesstraining, nämlich das Training der Muskelkraft und das Training der Herzleistung. Aber die Muskelkraft ist außerordentlich stark von der Herzleistung abhängig. Die Muskelkraft stimuliert die Energiegewinnung. Das alles geschieht über unsere Mitochondrien in den Zellen. Sie sind unsere Kraftwerke. Das Kreislaufsystem bringt Nährstoffe und Sauerstoff zu allen Zellen unseres Körpers, und die Mitochondrien machen daraus ATP, unsere Energieeinheit, oder wie manche sagen, unsere Energiewährung. Auf Dauer nimmt dadurch die Zahl der Mitochondrien im Gewebe zu. Das heißt, dass ein gutes Herz-Kreislauf-System gleichzusetzen ist mit einer guten Mitochondrienfunktion. Fit zu sein bedeutet gute Mitochondrien zu haben, sowohl nach Anzahl als auch viele mit guter Funktionsleistung. Dann geht es auch dem Muskel wieder besser.

Also: Bessere Herz-Kreislauf-Funktion bedeutet Zunahme der Mitochondrienzahl und bessere Mitochondrienfunktion. Bessere Mitochondrienfunktion bedeutet mehr Muskelkraft und damit wieder bessere Herz-Kreislauf-Funktion und alles beginnt dann wieder von vorne.

Welche Rolle spielt die Milchsäure, das Laktat?

Das Laktat stimuliert die Energieproduktion. Es ist für den Körper der stärkste Reiz, neue Mitochondrien zu bilden, um mehr ATP zu bekommen. Besonders im Herzmuskel sind die Mitochondrien zahlreich vorhanden. Das ist auch der Grund, warum kein Muskelabbau vorkommt, obwohl diese Muskeln wenig benutzt werden. Weil die Atmungskette nicht funktioniert, läuft nun alles über den anaeroben Stoffwechsel mit einer vermehrten Bildung von Laktat und auf diese Weise bleibt die Muskulatur weiterhin erhalten.

Das Epstein-Barr-Virus reduziert die körperliche Leistungsfähigkeit. Die Muskelkraft geht zurück. Deshalb muss nun die sportliche Aktivität reduziert werden. Die Erholungszeit muss verlängert werden. Die körperliche Aktivität wird stark herabgesetzt. Zeitweise wird alles heruntergefahren, also praktisch auch gar nichts mehr unternommen.

Wenn es gelingt, die körperliche und geistige Leistungsfähigkeit zu verbessern, dann wird auch Sport wieder möglich sein.

Wie wird dann der nächste Morgen sein? Bin ich heute müde und erschöpft? Dann war es zu viel und ich muss die Aktivität wieder zurücknehmen. Ich muss es tun, denn sonst riskiere ich wieder einen Rückfall.

Es gibt also keinen Standardplan. Jede Aktivität ist ganz individuell.

Angenommen, alles läuft gut, dann kann das Programm vorsichtig immer weiter gesteigert werden.

KAPITEL 24

Low-Dose-Naltrexon (LDN)

Naltrexon heißt der Wirkstoff eines auch in Deutschland zugelassenen Medikaments, das zur Gruppe der Opioid-Antagonisten gehört. Es wird derzeit zur Behandlung von Alkoholabhängigen und Drogensüchtigen eingesetzt. Die Dosierung beträgt normalerweise 50 bis 150 mg täglich.

In einer viel niedrigeren Dosierung, nämlich nur 1 bis 4 mg, scheint dieser Wirkstoff ganz andere Wirkungen zu besitzen und einen Einfluss auf das Immunsystem auszuüben. Diese Therapie wird international als LDN-Therapie (für Low-Dose-Naltrexon) bezeichnet.

Naltrexon wurde bereits 1963 entdeckt, die Zulassung in den USA erfolgte ab 1984 zur Behandlung von Drogenabhängigen und nach 1995 zur Behandlung von alkoholabhängigen Patienten. In der Zwischenzeit ist der Patentschutz abgelaufen. Dies hat den Vorteil, dass die Kosten für dieses Medikament sinken, aber gleichzeitig den Nachteil, dass die Pharmaindustrie ihr Interesse an der weiteren Erforschung verliert, da keine Gewinne mehr zu erwarten sind und die Kosten für eine Zulassung einer neuen Indikation beträchtlich sind.

Doch diese Substanz hat das Interesse zahlreicher Wissenschaftler geweckt, sodass in den USA Forschungseinrichtungen klinische Studien überwiegend bei Patienten mit Multipler Sklerose durchgeführt haben.

Opioide und Opioid-Antagonisten

Naltrexon ist ein Opioid-Antagonist. Das bedeutet, dass der Wirkstoff im Gehirn an Bindungsstellen (Rezeptoren) der Nervenzellen andockt und sie blockiert, im Gegensatz zum Morphin, dem klassischen Opioid, das ebenfalls an den Rezeptoren eine Verbindung eingeht, aber dann eine Reaktion an der Nervenzelle auslöst (Schlüssel-Schloss-Prinzip).

Es gibt verschiedene Opioid-Rezeptoren, die unterschiedliche Reaktionen auslösen können. Die wichtigsten sind μ1 (my1) und μ2 (my2), sowie κ (kappa) und δ (delta). Je nachdem, mit welchem Rezeptor das Opioid eine Verbindung eingeht, werden unterschiedliche Effekte ausgelöst.

- μ1: Schmerzstillung, Euphorie, Pupillenverengung (Miosis), Unterkühlung (Hypothermie), Abhängigkeit
- μ2: Schmerzstillung, Euphorie, Pupillenverengung (Miosis), Herabsetzung der Atemtiefe (Atemdepression), Verstopfung (Obstipation), Abhängigkeit
- κ: Schmerzstillung, Miss-Stimmung (Dysphorie), Pupillenverengung (Miosis), Herabsetzung der Atemtiefe (Atemdepression), Ruhigstellung (Sedation)
- δ: Schmerzstillung, Herabsetzung der Atemtiefe (Atemdepression), Verstopfung (Obstipation), Abhängigkeit, Blutdruckabfall

Der Körper ist auch selbst in der Lage, Opioide zu bilden. Sie werden eingeteilt in:

- Endorphine („endogene Morphine")
- Dynorphine
- Enkephaline

Endorphine sind körpereigene Opioide, die im Hypothalamus und in der Hypophyse gebildet werden. Sie werden als Reaktion auf Schmerz freigesetzt, wobei die Freisetzung an ACTH gekoppelt ist, das auf Stress reagiert. Auch beim Ausdauersport werden Endorphine ausgeschüttet und erzeugen ein Glücksgefühl.

Dynorphine bewirken eine Schmerzverminderung und Beruhigung. Dabei entstehen keine Glücksgefühle. Es wurde eher eine depressive Stimmung (Dysphorie) beschrieben.

Enkephaline haben eine besondere Eigenschaft, sie sind entzündungshemmend.

Wirkung von Naltrexon

Naltrexon bindet stark an den µ1- und leicht an den δ-Rezeptor, in niedriger Dosierung aber nur am µ1-Rezeptor für etwa 5 Stunden. Diese Blockierung führt zu einem Anstieg von Enkephalin. Wenn nach ca. 5 Stunden die Blockade der µ1-Rezeptoren wieder nachlässt, schließlich ganz aufhört, stehen erhöhte Mengen an endogenen Opioiden zur Verfügung, die nun ihre Wirkung an den Zellen ausüben können. Der Effekt ist eine Entzündungshemmung. Die Freisetzung von Entzündungsstoffen, einschließlich NO, wird reduziert.

Naltrexon hat außerdem Einfluss auf den im Gehirn am häufigsten vorkommenden Botenstoff, das Glutamat. Aufgrund fehlgesteuerter Stoffwechselprozesse bei CFS kommt es zu einem Anstieg der Glutamatkonzentration. Es entsteht eine Übererregung der Nervenzellen, diese werden dadurch geschädigt oder zerstört. Nachweisbar ist dies durch Messung von Glutamat im zweiten Morgenurin. Das Medikament Naltrexon reduziert das erhöhte Glutamat.

Die Low-Dose-Therapie mit Naltrexon wird mit 1 mg begonnen. Das Medikament sollte nach 21 Uhr eingenommen werden. Alle zwei Wochen wird um 1 mg gesteigert, bis zur Maximaldosis von 4 mg. Einige Patienten reduzieren die Dosis wieder auf 3 mg, weil sie sich damit am besten gefühlt haben.

Naltrexon darf nicht mit Medikamenten kombiniert werden, die das Immunsystem unterdrücken (Immunsuppressiva). Unter der Therapie mit Naltrexon kann es zu einem Anstieg der Leberwerte und des Cholesterins kommen. Am Beginn der Therapie können vorübergehend Schlafstörungen auftreten.

Die niedrig dosierte Therapie mit Naltrexon erfolgt außerhalb des in der Zulassung beantragten und von den nationalen oder europäischen Zulassungsbehörden genehmigten Gebrauchs (Off-Label-Use).

Naltrexon wird von den Krankenkassen nicht erstattet, wenn es nicht zur Behandlung von alkohol- oder drogenabhängigen Patienten eingesetzt wird.

In USA ist LDN sehr populär, auch bei Autoimmunerkrankungen. Es ist sicherlich einen Versuch wert.

KAPITEL 25

Zytokine und CFS

Zytokine sind Botenstoffe des Immunsystems. Sie werden von Immunzellen, die zu den weißen Blutkörperchen gehören, aber auch von anderen Zellen gebildet. Sie wirken ähnlich wie Hormone und lassen einerseits Entzündungen entstehen, aber sie können diese auch unterdrücken. Sie spielen im Netzwerk der Kommunikation zwischen den Zellen eine bedeutende Rolle. Sie lösen Fieber, Abge-schlagenheit, Gelenk- und Muskelschmerzen aus. Wichtig ist, dass im gesunden Organismus ein Gleichgewicht zwischen den Zytokinen besteht. Krankheiten verändern die Zytokinspiegel im Körper.

Ganz im Vordergrund stehen dabei die T-Zellen. T steht für Thymus, das Organ, in dem diese Zellen ausgereift sind. Diese Zellen sind besonders verantwortlich für die zellvermittelte Immunabwehr. Sie gehören ebenso zu den weißen Blutkörperchen wie die B-Zellen, die Antikörper produzieren. Die dritte Gruppe sind die NK-Zellen (= natürliche Killerzellen). Die nachfolgende Übersicht soll dies besser verdeutlichen.

Die Leukozyten (weiße Blutkörperchen) werden in Granulozyten, Lymphozyten und Monozyten unterschieden.

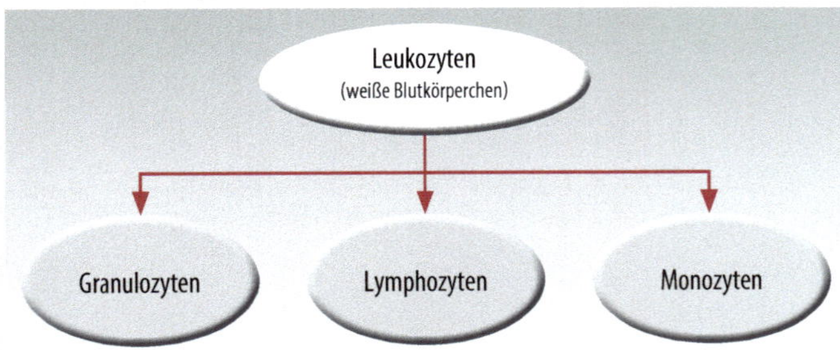

Die Lymphozyten werden dann weiter in B-Lymphozyten, T-Lymphozyten und NK-Zellen unterteilt.

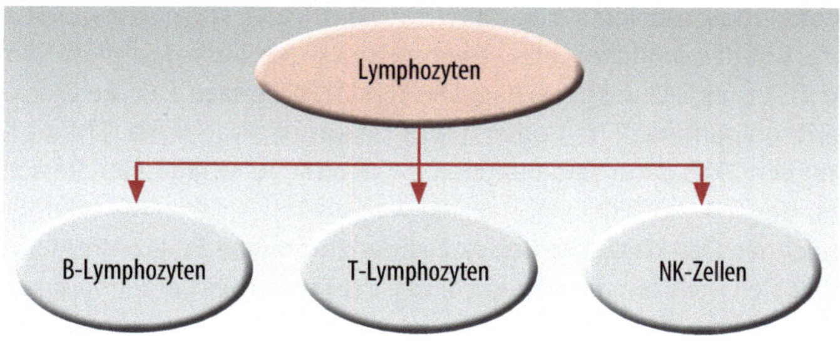

Bei den T-Lymphozyten werden T-Helfer- (CD4) und T-zytotoxische Zellen (CD8) unterschieden.

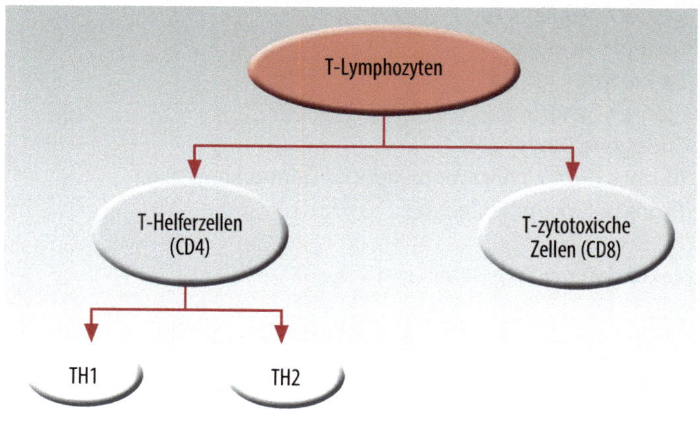

Die T-Helferzellen teilen sich in die zwei Untergruppen TH1 und TH2. Beide Untergruppen verfügen über unterschiedliche Methoden, den menschlichen Körper vor Eindringlingen zu schützen. TH1-Zellen bilden bestimmte Zytokine, durch die die zelluläre Abwehr gestärkt wird. Es entwickeln sich dann vermehrt Makrophagen, also Fresszellen. Im Gegensatz dazu bilden TH2-Zellen andere Zytokine. Diese regen dann die Produktion von Antikörpern an. Beide beeinflussen sich gegenseitig. Das TH1-System ist entwicklungsgeschichtlich das ältere System. Das TH2-System wurde erst später von den größeren Lebewesen entwickelt. In einem gesunden Körper sind TH1 und TH2 ausgeglichen. Die TH1-Zellen setzen z.B. die Zytokine Interferon-gamma (IFN-γ) oder Tumor-Nekrose-Faktor-alpha (TNF-α) frei. Dominiert TH2, dann sind Interleukin 4, 6 oder 10 erhöht. Eine Verschiebung der TH1- zu TH2-Lymphozyten wird als TH1-TH2-Switch oder -Shift bezeichnet. Das klassische Beispiel ist der chronische Stress. Unter Stress erhöht sich vor allem Interleukin 6. Es ist ein typisches Entzündungszytokin. Auch Umweltfaktoren beeinflussen diesen Weg. In der nachfolgenden Liste werden verschiedene Erkrankungen oder Zustände aufgeführt, die eine TH1- oder TH2-Dominanz aufweisen.

Erkrankungen mit TH1-Dominanz:

- Hashimoto-Thyreoiditis (Schilddrüsenerkrankung)
- Diabetes mellitus Typ 1
- Multiple Sklerose
- Sarkoidose
- Sjögren-Syndrom
- Endogene Depression
- Morbus Crohn (chron. entzündliche Darmerkrankung)
- Psoriasis (Schuppenflechte)

Erkrankungen mit TH2-Dominanz:

- CFS
- Fibromyalgie
- MCS (Multiple Chemikalien-Sensitivität)
- Morbus Basedow (Schilddrüsenerkrankung)
- Chronische Sinusitis (Nasennebenhöhlenentzündung)
- Leaky Gut Syndrom (Barrierestörung des Darms)
- Histaminintoleranz
- Allergien
- Rheumatoide Arthritis

- Epstein-Barr-Virus-Reaktivierung
- Nahrungsmittelallergien
- Colitis Ulcerosa (chron. entzündliche Darmerkrankung)
- Systemischer Lupus Erythomatodes
- Hyperkortisolismus
- Allergisches Asthma bronchiale
- Pilzinfektionen
- Chronische Hepatitis
- Parasitäre Infektionen
- Schwangerschaft
- Stressbelastung

Bei CFS liegt also eine TH2-Dominanz vor. Ein gesundes Immunsystem benötigt aber ein Gleichgewicht zwischen TH1 und TH2. Deshalb muss bei CFS-Patienten TH1 gestärkt werden. Wie ist das möglich? „TH1-Verstärker" sind z. B.:

Hormone
- Schilddrüsenhormone
- DHEA

Aminosäuren (Proteine)
- Glutathion
- Glutamin

Medikamente
- Low Dose Naltrexon (LDN)

Mineralien (Vulkangestein)
- Natur-Clinoptilolith-Zeolith

Pflanzen
- Ginseng
- Lakritze
- Echinacea
- Ashwaganda

- Chlorella-Algen
- Knoblauch
- Noni
- Pilze (Maitake, Reishi, Shiitake)
- Grapefruitkerne
- Ginkgo biloba
- Melisse
- Ingwer

Tierische Produkte
- Probiotika
- Kolostrum

Vitamine
- Vitamin E
- Vitamin A

Öle (einfach gesättigt)
- Olive
- Haselnuss
- Kokosnuss

Ernährung
- Inositol (im ungeschälten Reis)
- Beta-Sitosterol (in Avocado und Kürbiskernen)

Eine Messung des Immunreaktionstyps kann deshalb zur Verbesserung der Beschwerden von CFS beitragen.

KAPITEL 26

Das Gehirn wieder neu programmieren

Was im Körper passiert, wird vom Gehirn erkannt und überwacht. Auch die Einschränkungen durch die Erkrankung mit CFS. Wie erkennt das Gehirn aber diese Situation? Wie reagiert es dann darauf? Kommt es auch zu Fehleinschätzungen?

Betrifft dies auch das Immunsystem?

Könnte es sein, dass immer wiederkehrende Energiemangelzustände dazu führen, dass das Gehirn einen „Schongang“ einrichtet, um den Körper zu schonen? Also die „Handbremse zieht?“ Dabei soll Energie eingespart werden. Das Gehirn hat dazu sein Gedächtnis aktiviert. Fallen dann die Belastungen weg, ist ein Umschalten erschwert. Es ist wie bei einem Phantomschmerz. Es fehlt ein Körperteil, aber der Mensch spürt es immer noch.

Aber wie kommen wir wieder aus diesem „Sicherheitsmodus“ heraus zurück in die Normalfunktion?

Können wir das Gehirn neu starten?

Vergleichen wir es mit der Abhängigkeit von Substanzen. Immer dann, wenn wir eine innere Leere verspüren, dann greifen wir zu Zucker, Nikotin, Alkohol und Cannabis. Aber auch Psychopharmaka wie „Benzos“ und Antidepressiva. Es fehlen uns Liebe, Fröhlichkeit, Sonnenschein, Schlaf, Musik, Finanzen oder die Zukunft.

In dieser Phase benutzen wir zunächst Stimulanzien wie Koffein. Einige nehmen Amphetamine, Kokain, Ecstasy oder Crack. Das Gehirn soll denken, es steht eine unermessliche Energie zur Verfügung. Aber das ist eine Täuschung. Das stimmt ja nicht wirklich.

Aber es ist auch gefährlich. Diese Drogen können uns auch umbringen. Wir tanzen die ganze Nacht durch und sind dabei gut gelaunt. Aber danach stürzen wir ab.

Gibt es eine Möglichkeit für das Gehirn, aus dem „Schongang" wieder herauszukommen?

Im Vordergrund stehen alle beschriebenen Maßnahmen, die das Immunsystem stärken, um das Virus erfolgreich bekämpfen zu können. Nur das Gehirn zu stimulieren, ohne die wirkliche Energiesituation zu berücksichtigen, ist gefährlich und eigentlich auch nicht zielführend.

Aber wie funktioniert das Gehirn?

Unser Gehirn besteht eigentlich aus zwei Teilen. Das bewusste und das unbewusste Gehirn. Das bewusste Gehirn ist später in der Evolution dazugekommen. Es denkt nach und analysiert. Das unbewusste Gehirn ist entwicklungsgeschichtlich das ältere Gehirn, wie es auch die meisten Tiere besitzen. Traditionell wird es mit den Gefühlen und dem Gedächtnis assoziiert. Das Unterbewusstsein ist auch die Summe aller Erinnerungen, Körperfunktionen, Gefühlsreaktionen, Glaubensüberzeugungen und noch einiges mehr.

In unserem unbewussten Gehirn gibt es eine Hirnstruktur mit dem Namen Amygdala. Es ist ein kleiner, mandelförmiger Kern im sogenannten limbischen System des Gehirns, und genau genommen haben wir davon sogar zwei, nämlich eines in jeder Gehirnhälfte.

Die Amygdala ist für viele unserer emotionalen Reaktionen zuständig, einschließlich der Angst und der Wut. Eine ihrer Hauptaufgaben ist es, unseren Körper vor Gefahren zu schützen. Dazu nimmt sie Informationen aus unserer Umgebung auf, die uns durch unsere Sinne erreichen. An dieser Stelle wird auch blitzschnell entschieden, ob uns eine Gefahr droht oder nicht.

Die Amygdala hat nur wenig Zeit, um zu entscheiden, was zu tun ist. All dies wird in Millisekunden geschehen, ohne dass das Bewusstsein überhaupt daran beteiligt ist. Denn wenn das Bewusstsein eingeschaltet werden müsste, dann würde das viel zu lange dauern, um all die Information zu verarbeiten.

Das Interessante ist, dass nach einer Gefahr die Amygdala eine Botschaft an das Bewusstsein sendet, um die Reaktion überprüfen zu lassen. Der Grund, warum die Amygdala das tut, ist, dass sie wissen möchte, ob wirklich eine Gefahr bestanden hat. Sie weiß, dass das Bewusstsein „intelligenter" ist als sie selbst, und es könnte ja einen Grund geben, warum vielleicht doch keine Gefahr bestand. Die Amygdala tritt also in einen Dialog mit dem Bewusstsein.

Bestand wirklich eine Gefahr, dann wird eine Nachricht zurück an die Amygdala gesendet und ihr bestätigt, dass sie Recht hatte und wirklich eine Gefahr vorlag.

Die Logik der Amygdala ist die:

Wenn sich das Bewusstsein durch die Gefahrenmeldung nicht beunruhigen lässt und stattdessen denkt, dass das doch nichts Besonderes war, und sich auf das ängstliche Gefühl nicht einlässt, dann bestand wohl keine Gefahr.

Dieses System wurde über die Jahrmillionen der Evolution perfektioniert, um uns vor Gefahren zu schützen. Es erzeugt die bestmögliche Reaktion auf der Grundlage aller vorausgegangenen Erfahrungen. Das System ist aber so flexibel, dass es dennoch zusätzlich nachfragt, ob sich inzwischen etwas geändert hat, was als gefährlich eingestuft werden muss. Die Tatsache, dass wir hier und heute am Leben sind, verdanken wir zu einem guten Teil unseren Amygdalas, die dafür sorgen, dass wir überlebt haben.

Allerdings enthält dieser Schutzmechanismus auch den Schlüssel zu unserer Erkrankung.

Diese unbewussten Schutzmechanismen können manchmal dahingehend programmiert werden, dass sie uns zu sehr beschützen, und dann können Probleme entstehen. Einfache Beispiele dafür sind Phobien oder Panikattacken, bei denen die Amygdala uns zu sehr beschützt und ängstlich fühlen lässt wegen etwas, worauf wir gar nicht so ängstlich reagieren sollten.

Wie wir also gesehen haben, nimmt die Amygdala hereinkommende Information auf, sie entscheidet, ob etwas gefährlich ist, und löst den Kampf- oder Fluchtreflex aus, die im Grunde natürlich für reale, physische Gefahren gedacht ist. Sie tut das, weil sie es als Antwort auf etwas Bestimmtes so gelernt hat und weil das Bewusstsein der Amygdala dazu seine Zustimmung gegeben hat.

Wir können aber unsere Amygdala neu programmieren. Sie soll dann nicht mehr negativ reagieren. Schließlich versteht die Amygdala die Botschaft und reagiert dann auch nicht mehr.

Und warum das jetzt?

Nun, die Amygdala weiß jetzt, dass unser Bewusstsein es besser weiß. Sie hat es irgendwann gelernt. Sie ordnet sich dann unter, sie tut das, was unser Bewusstsein von ihr will.

Die Amygdala kann also neu programmiert werden, wenn sich unser Bewusstsein auf die Angstreaktionen der Amygdala nicht mehr einlässt. Dann werden die negativen Muster durchbrochen.

Eine Menge an Informationen erreichen die Amygdala. Die Amygdala sieht viele davon als bedrohlich an und sie sendet also gefühlsbefrachtete Gedanken zurück an das Bewusstsein. Dadurch versucht sie, Aufmerksamkeit für diese Bedrohungen zu wecken und uns dazu zu bringen, sich mit diesen Gefahren stärker auseinanderzusetzen.

Wird der Mensch zu diesem Zeitpunkt von vielen negativer Gefühle überwältigt, dann bedeutet das, dass die Amygdala eine Menge Botschaften wieder zurückerhält, die ihr bestätigen, dass tatsächlich Gefahr droht. Die Amygdala befindet sich jetzt auf hoher Alarmstufe. Und weil sie bereits auf Alarmstufe ist durch all die stressreichen Dinge, die von den Sinnen her auf sie einströmen, kann es passieren, dass sie nun dauerhaft auf Alarmstufe bleibt, einfach auf alles und jedes übermäßig reagiert und kaum noch eine Chance hat, sich wieder zu beruhigen.

Es gibt aber inzwischen Programme, die helfen, diese Verknüpfungen wieder aufzulösen und die Amygdala wieder zu beruhigen.

KAPITEL 27

CFS und Borreliose

In der letzten Zeit wurde zunehmend der Verdacht geäußert, dass CFS durch eine chronische Borreliose ausgelöst werden könnte.

Borreliose ist eine von Zecken übertragene und durch Borrelia burgdorferi, Borrelia garinii und Borrelia afzelii hervorgerufene Krankheit. In Deutschland rechnet man mit bis zu 100 000 Infektionen pro Jahr. Borrelien sind spiralförmige Bakterien, die durch den Zeckenbiss durch die Haut übertragen werden. Borrelien wandern über die Lymphbahn zu den regionalen Lymphknoten und über den Blutweg in die Organe. Die Erkrankung läuft in drei Stadien ab. Die Stadien sind jeweils durch ein symptomfreies Intervall voneinander getrennt.

Das Erythema migrans (Wanderröte) ist der beste klinische Indikator für eine Borreliose und das erste Symptom (Frühphase); es findet sich bei mindestens 75 % der Erkrankten 3 bis 32 Tage nach dem Stich. Es handelt sich um eine Rötung um die Einstichstelle, pflaumengroß bis faustgroß, mal länglich, mal kreisrund, teilweise mit scharfem Rand. Die Rötung bleibt etwa drei Wochen bestehen. Gleichzeitig bestehen zahlreiche Allgemeinsymptome, wie bei einem grippalen Infekt. Eine Blutuntersuchung zeigt eine Infektion erst nach 3 bis 6 Wochen an. Bleibt das Frühstadium unentdeckt und wird es nicht behandelt, geht die Erkrankung in ein chronisches Stadium über.

Das zweite Stadium (Generalisationsphase) ist gekennzeichnet von neurologischen Symptomen mit Nervenentzündungen, Lähmungen (überwiegend des Gesichtsnervs), Gelenkentzündungen und Herzentzündung. Auch Augen- und Leberbeteiligungen kommen vor. Am Herzen bestehen vorwiegend Herzrhythmusstörungen. Dieses Stadium tritt Wochen bis Monate nach der Infektion auf.

Das dritte Stadium (Manifestationsphase) beginnt auch Wochen bis Monate nach der Infektion, es handelt sich jetzt um eine Multisystemerkrankung. Je nachdem, welches Organ betroffen ist, spricht man von Neuroborreliose, Hautborreliose oder Lyme-Karditis und Lyme-Arthritis. Lyme (gesprochen: Leim) steht für die Kleinstadt Lyme im US-Bundesstaat Connecticut, wo der Schweizer *Willi Burgdorfer* zwischen 1975 und 1982 die Borrelien entdeckte. Von den Gelenken sind hauptsächlich die Knie betroffen. Bei der Neuroborreliose kommt es zu Funktionsstörungen des Gehirns, des Rückenmarks und der peripheren Nerven. Aufgrund der Gehirnerkrankung bestehen Störungen der Stimmungslage, Gedächtnis- und Schlafstörungen.

Die Diagnose muss hauptsächlich über die Symptome, die Vorgeschichte und den Ausschluss anderer Ursachen gestellt werden. Blutuntersuchungen kommen ergänzend hinzu. Die Blutuntersuchung ist mit einer ganzen Reihe von Problemen behaftet und die Blutwerte sind manchmal nicht einfach zu interpretieren.

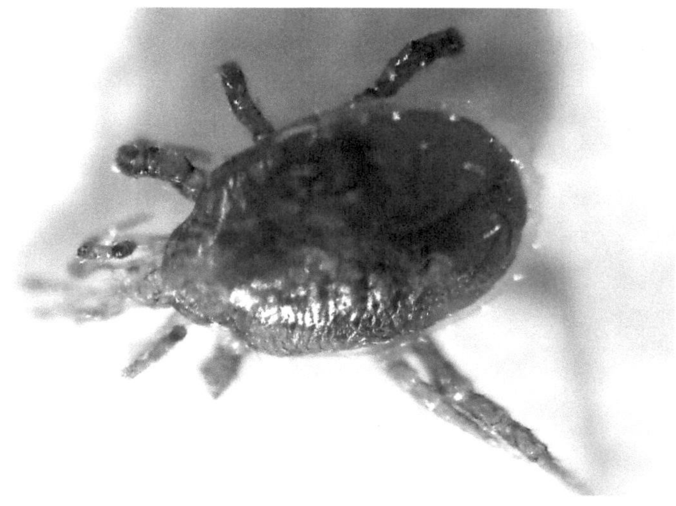

Die Borreliose wird mit Antibiotika behandelt.

Als Post-Lyme-Disease-Syndrom wird heute ein chronischer Beschwerdekomplex beschrieben, der trotz antibiotisch behandelter Borreliose weiter besteht. In Gebieten, in denen die Borreliose häufig auftritt, glauben viele Patienten mit Gelenkschmerzen, chronischer Müdigkeit, Konzentrationsstörungen und anderen sehr belastenden, aber unspezifischen Symptomen an einer Borreliose im Spätstadium zu leiden. Ohne Hinweis auf ein Erythema migrans oder andere Symptome einer lokalisierten oder disseminierten Borreliose haben jedoch nur wenige dieser Patienten tatsächlich eine chronische Borreliose. Bei solchen Patienten mit abweichenden, aber unspezifischen Laborwerten, die nicht auf eine fortbestehende Infektion hinweisen, kommt es häufig zu langen und fruchtlosen Antibiotikabehandlungen. Jedem muss klar sein, dass diese monatelangen Antibiotikagaben die Mitochondrien weiter schädigen und zu einer weiteren Verschlechterung des Krankheitsbildes führen. Tragisch ist, dass viele Antibiotika eine antiphlogistische, also eine entzündungshemmende Wirkung besitzen. Das heißt, dass die Patienten während der Therapie vorrübergehend eine Verbesserung ihrer Beschwerden verspüren. Wenige Wochen nach Beendigung der Therapie ist allerdings der alte Zustand wieder vorhanden.

Eine Impfung gegen Borrelia burgdorferi gab es in den USA; diese wurde in den USA aber wieder vom Markt genommen.

KAPITEL 28

CFS ist keine psychische Erkrankung

CFS ist keine psychische Erkrankung. Diese Aussage ist allen Therapeuten, die sich mit der Erkrankung CFS auseinandergesetzt haben, sehr wichtig. Sarah Myhill hat auf das Cover ihres Standardwerkes geschrieben: „It's Mitochondria, not Hypochondria".

CFS ist keine psychische Erkrankung, auch wenn durchaus psychische Symptome vorliegen können. Die Weltgesundheitsorganisation selbst hat CFS als neurologische Erkrankung klassifiziert mit dem ICD-Schlüssel G93.3 (ICD = international classification of diseases). Es wurde in diesem Buch ausführlich dargestellt, dass biochemische Störungen CFS verursachen.

Wäre CFS eine psychische Erkrankung, dann würden psychische Symptome bei allen Patienten in unterschiedlicher Ausprägung auftreten. CFS-Patienten weisen mit 30–40 % psychische Symptome auf. Diese Häufigkeit findet man auch bei anderen chronischen Erkrankungen, die zu Behinderungen führen.

Auch der Anteil an Persönlichkeitsstörungen ist bei CFS nicht erhöht. Persönlichkeitsstörungen werden bei 10 % der CFS-Patienten gefunden. Der Prozentsatz entspricht dem der Allgemeinbevölkerung.

Der Schweregrad der Erkrankung ist unabhängig von psychologischen Faktoren. Wie noch später gezeigt werden wird, sind psychische Störungen bei CFS Folgereaktionen der körperlichen Erkrankung und bedingt durch den Verlust der bisherigen Lebensweise, der sozialen Rolle und durch finanzielle Probleme. Belastend für Betroffene ist, an einer wenig verstandenen und nicht beachteten Erkrankung zu leiden.

Depressionen

Bei CFS können vier Formen von depressiven Störungen auftreten:

- Reaktive Trauer wegen des Verlusts an Gesundheit und der dadurch entstehenden Folgeerscheinungen.
- Stimmungsschwankungen, die durch CFS ausgelöst werden.
- Die Depression bestand schon vor der Erkrankung und ist auch unabhängig von den körperlichen Beschwerden. Die negativen Gedanken erstrecken sich nicht nur auf Fragen der Gesundheit und der damit verbundenen Probleme. Alle Lebensbereiche sind betroffen.
- Es tritt eine Änderung der Stimmungslage auf durch die Einnahme von Medikamenten oder das Absetzen der Medikamente.

Unterschiede zwischen CFS und Depression

CFS	Depression
Beginn in über 80 % der Fälle nach einer Infektion	Sehr selten durch eine Infektion ausgelöst
Erschöpfung ist Voraussetzung für die Diagnose	Eine Veränderung der Stimmungslage ist Voraussetzung für die Diagnose
Es bestehen Muskel- und Gelenkschmerzen sowie Kopfschmerzen	Üblicherweise besteht keine Schmerzsymptomatik
Die Symptome weisen tageszeitliche Schwankungen auf mit Verstärkung am Nachmittag	Die Symptome weisen tageszeitliche Schwankungen auf mit Verstärkung am Vormittag
Kreislaufstörungen und Herzrhythmusstörungen sind häufig und ausgeprägt	In leichterer Ausprägung Kreislaufprobleme und Herzrhythmusstörungen
Lymphknotenschwellungen, Halsschmerzen, Chemikalienunverträglichkeit	Keine Verknüpfung mit immunologischen Symptomen
Thermische Instabilität, Intoleranz gegenüber Temperaturextremen	Keine Verknüpfung mit thermischer Instabilität
Verschlimmerung der Erschöpfung durch körperliche und geistige Arbeit	Verbesserung von Erschöpfung und Stimmungslage durch körperliche Betätigung
Verminderung positiver Gefühle (Energie, Schaffensfreude und Fröhlichkeit)	Verstärkung negativer Gefühle (Hoffnungslosigkeit, Selbstmordgedanken)
Kinder haben eine bessere Prognose als Erwachsene	Kinder haben eine schlechtere Prognose als Erwachsene

Es hat sich als hilfreich erwiesen, dem Patienten folgende Fragen zu stellen:

- „Kommt es vor, dass Sie einen guten Tag haben, was Ihre Energie betrifft, aber gleichzeitig im Hinblick auf Ihre Stimmung einen schlechten Tag haben?"

Wenn der Patient diese Frage mit „Ja" beantwortet, dann ist die Stimmungsveränderung unabhängig von CFS. Wenn die Antwort „Nein" lautet, dann verändern sich die Störungen gleichzeitig und die Depression ist eine Folge von CFS.

- „Welche Aktivitäten werden Sie ergreifen, wenn es Ihnen besser geht?"

Wenn der Patient keine Antwort weiß, dann sollte eine Depression in Betracht gezogen werden.

Das beste „Antidepressivum" für Patienten mit CFS ist eine Verbesserung der körperlichen Leistungsfähigkeit und der Lebensqualität. Eine begleitende Depression sollte ähnlich wie eine Depression ohne CFS behandelt werden. Allerdings wird eine niedrigere Dosierung eines Antidepressivums benutzt. Eine Verhaltenstherapie kann hilfreich sein, wenn der Patient unrealistische Erwartungen hat. Eine Verhaltenstherapie mit dem Ziel, den Patienten zu überzeugen, dass er an keiner körperlichen Erkrankung leidet, ist nutzlos und belastet das Arzt-Patienten-Verhältnis.

Angsterkrankungen

Bei CFS können vier Formen von Angsterkrankungen auftreten:

- Ängste wegen des Gesundheitszustandes.
- Ängste wegen der sozialen Auswirkungen von CFS, also Verlust sozialer Bindungen oder der familiären Unterstützung. Ängste vor finanziellen Problemen.
- Ängste, die durch CFS ausgelöst werden.
- Die Angsterkrankung bestand schon vor CFS.

Das beste Gegenmittel auch bei Ängsten ist eine Besserung des körperlichen Gesundheitszustandes. Es ist wichtig, dass der Patient eine angemessene Behandlung erhält. Neben Ruhe und Schlaf müssen die verschiedenen Begleitsymptome behandelt werden wie niedriger Blutdruck, schneller Puls, Unterzuckerungen, Reizdarm und Reizblase, denn diese Symptome können leicht Ängste auslösen. Auch unterstützende Beratungen im Hinblick auf berufliche, soziale und familiäre Probleme führen zu einer Stabilisierung des Patienten.

Eine medikamentöse Behandlung erfolgt in ähnlicher Weise wie bei einer Angsterkrankung ohne CFS.

Trauerreaktionen

Trauerreaktionen sind bei Menschen mit CFS häufig. Sie erleiden zahlreiche Verluste. Neben dem Verlust der finanziellen Unabhängigkeit kommt es nicht selten zum Verlust der körperlichen Unabhängigkeit. Zu beklagen ist auch der Verlust der bisherigen Rolle in der Familie oder im Beruf. Freundschaften zerbrechen am Unverständnis der Erkrankung. Das Selbstwertgefühl geht dann verloren.

KAPITEL 29

Kinder mit CFS

Kinder und Jugendliche können ebenfalls an CFS erkranken. Die Erkrankungswahrscheinlichkeit ist aber geringer als bei Erwachsenen. Bei jungen Menschen tritt die Erkrankung häufig akut im Rahmen einer Infektion auf, verbunden mit schweren Symptomen. Von großer Bedeutung ist, dass man den Kindern mit starker Erschöpfung und Schmerzen Glauben schenkt, anstatt anzunehmen, dass es unmöglich ist, dass ein Kind ohne objektive körperliche Befunde so krank sein soll. Dies betrifft nicht nur die Eltern, sondern auch Lehrer, Ärzte und medizinisches Personal.

Bei Kindern kann bei entsprechenden Symptomen die Diagnose CFS bereits nach drei Monaten gestellt werden. Man findet bei Kindern ähnliche Symptome wie bei Erwachsenen, diese schwanken aber viel stärker von Tag zu Tag. Die kognitive Leistungsfähigkeit fällt besonders bei solchen Aufgabenstellungen ab, die analytisches Denken erfordern, mehrere Aktivitäten zur gleichen Zeit betreffen oder in hektischer Umgebung bewältigt werden müssen.

Bei guter Behandlung und Pflege ist die Prognose bei Kindern besser als bei Erwachsenen. Viele genesen innerhalb von zwei Jahren. Die Erkrankung hat aber tiefgreifende Auswirkungen auf die soziale und emotionale Entwicklung des Kindes. Viele junge Menschen mit CFS sind zu krank, um die Schule zu besuchen. Sie schaffen es nicht einmal stundenweise. Eine langfristig unterbrochene Ausbildung kann Auswirkungen auf das spätere Erwerbsleben haben.

Bei Kindern stehen neben der schweren Erschöpfung Übelkeit, Kopf- und Unterleibschmerzen im Vordergrund.

Kinder sind weniger gut in der Lage, ihre Beschwerden zu schildern. Sie reagieren sehr empfindlich auf äußeren Druck.

Wie bei den Erwachsenen sollte auch bei Kindern durch ein Krankheitsmanagement die vorhandene Energie sorgfältig eingeteilt werden. Eine Verringerung der Stundenzahl, ein ruhiger Ort zum Arbeiten und Verlängerung der Vorbereitungszeit für Klassenarbeiten und Examina sind nötig.

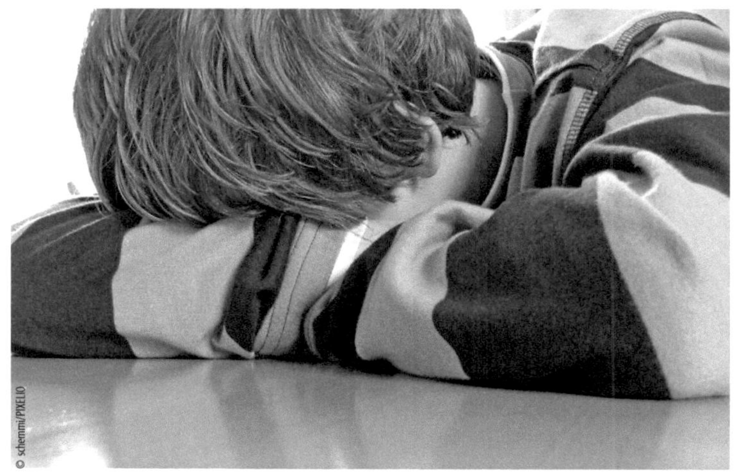

KAPITEL 30

Fibromyalgie-Syndrom (FMS)

Müdigkeit und Schwäche sind auch Begleitsymptome der Fibromyalgie und viele Patienten mit chronischem Erschöpfungssyndrom leiden auch an Muskelschmerzen. Die Krankheitsbilder überlappen sich. Bei der Fibromyalgie steht der Schmerz im Vordergrund, bei CFS die Erschöpfung. Bei der Fibromyalgie überwiegt die Entzündungsreaktion, bei CFS die massive Blockade der Atmungskette und des Citratzyklus. Was versteht man nun unter Fibromyalgie?

Die Definition im MSD-Manual lautet: „Die Fibromyalgie ist eine häufige, nicht gelenkbezogene Krankheit unbekannten Ursprungs, charakterisiert durch Schmerzen, Druckschmerzhaftigkeit, Steifigkeit der Muskulatur bestimmter Sehnenansatzpunkte und des umgebenden Weichteilgewebes. Die Diagnosestellung erfolgt klinisch. Die Therapie beinhaltete bisher Krankengymnastik, lokale Wärme und Medikamente zur Schmerzstillung und zur Schlafregulierung."

Der Begriff Fibromyalgie wird erst seit 1981 verwendet. *Yunus* hat den Begriff Fibromyalgie als Erster geprägt und Kriterien definiert. Er hat schon damals auf Nebenkriterien wie Müdigkeit, Schlafstörungen und Reizdarm hingewiesen.

Heute werden die Klassifikationskriterien des American College of Rheumatology (ACR) verwendet. Sie lauten:

- Großflächiger muskulärer Schmerz, der länger als 3 Monate andauert.
- Lokalisation linke und rechte, obere und untere Körperhälfte, Hals- und Lendenwirbelsäule und vorderer Brustkorb.
- Mindestens 11 von 18 druckschmerzhaften Punkten sind vorhanden, bei einem Druck von 4 kg/cm^2.

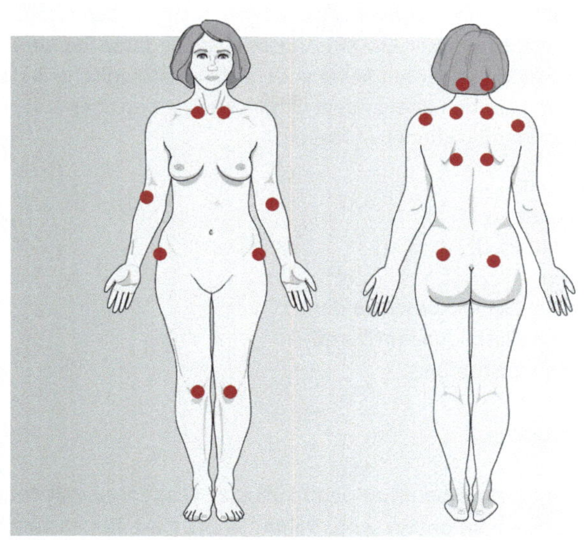

Die Hauptschmerzpunkte sind:

1.	Nacken	Muskelansätze beidseits am Hinterkopf
2.	Hals seitlich	Raum zwischen den Querfortsätzen C5 – C7 beidseits
3.	Musculus trapezius (Kaputzen-muskel, Rücken)	freier oberer Rand beidseits
4.	Muskulus supraspinatus (Schulter)	Schulterblatt beidseits am Oberrand
5.	Ansatz der 2. Rippe am Brustbein	Knorpel-Knochen-Übergang
6.	Epicondylus lateralis (äußerer Ellenbogenhöcker)	2 cm oberhalb des Ellenbogens beidseits
7.	gluteal (Gesäß)	äußerer oberer Quadrant beidseits
8.	Trochanter major (großer Hüfthöcker)	hintere Spitze am Hüftkopf beidseits
9.	Knie	oberhalb des Gelenkspaltes innen

Insgesamt bleibt aber festzuhalten, dass es sich auch bei den Klassifikationskriterien letztlich immer um eine Ausschluss-Diagnose handelt. Es findet sich bei diesen Patienten keine andere rheumatologische Erkrankung. Gleichzeitig können aber andere Organsysteme betroffen sein; die folgenden Beschwerden können auftreten:

- Kälteintoleranz
- Kopfschmerzen
- niedriger Blutdruck
- Herzklopfen
- Globusgefühl (Schluckbeschwerden)
- Meteorismus (Gasbildung im Darm)
- Obstipation (Verstopfung)
- Müdigkeit
- Schlafstörungen

Die Fibromyalgie gehört heute zu den häufigsten Diagnosen, mit denen der Rheumatologe konfrontiert wird. Dabei gehört diese Erkrankung zu jenen innerhalb der Rheumatologie, welche bislang am schlechtesten definiert und erforscht sind und deren Therapie bisher als vergleichsweise unbefriedigend eingestuft werden musste.

Die Diagnose Fibromyalgie wird am häufigsten bei Frauen mittleren Alters gestellt. Aber auch Kinder und ältere Menschen können betroffen sein. Das Verhältnis, in dem es bei Frauen im Vergleich zu Männern auftritt, beträgt 7 : 1.

In der Therapie der Fibromyalgie wurden bisher bevorzugt Antidepressiva eingesetzt. Daneben wurden Schmerzmedikamente verabreicht. Die Therapieerfolge waren nicht zufriedenstellend. Gleichzeitig erfolgte physikalische Therapie, Kälte- und Wärmebehandlung.

Wie schon angemerkt wurde, unterscheidet sich die Fibromyalgie von der CFS dadurch, dass der Schmerz ganz im Vordergrund steht. Die Entzündungsreaktion ist vorherrschend. Es findet sich bei Fibromyalgie eine Erhöhung der Substanz P im Serum. Substanz P ist ein Gewebshormon, das eine schmerzvermittelnde Wirkung besitzt. Gewebsuntersuchungen aus

Hauptschmerzpunkten des Kaputzenmuskels von Fibromyalgie-Patienten zeigten, dass weniger ATP und atypische rote Muskelfasern (ragged red fibers) vorhanden waren. Gleichzeitig hat der Fettgehalt in der Muskelzelle zugenommen, wie man es auch bei Menschen mit Schilddrüsenunterfunktion oder Diabetes mellitus findet. Die Sauerstoffkonzentration ist vermindert und auch die Durchblutung ist geringer als bei Gesunden.

Von der Norm abweichende Befunde bei Patienten mit Fibromyalgie:

Substanz P im Serum und Liquor	erhöht
Fettgehalt in der Muskelzelle	nimmt zu
Durchblutung im Gewebe	nimmt ab
Adrenalin und Noradrenalin im Serum	vermindert
Adrenalin und Noradrenalin im Urin	erhöht
Serotonin im Serum	vermindert
Tryptophan (Vorstufe von Serotonin)	vermindert
Kortisol-Tagesrhythmus	gestört, abends unphysiologisch erhöht
Schilddrüsenfunktion	gestört, TSH und FT3 erniedrigt
Carnitin	vermindert

Patienten mit Fibromyalgie zeigen gegenüber gesunden Menschen Abweichungen und Störungen bei zahlreichen Hormonen. Diese Veränderungen ähneln denen, die bei Menschen mit lokal begrenzten Schmerzen, wie z. B. bei einem Bandscheibenvorfall gefunden werden, sind aber bei Fibromyalgie stärker ausgeprägt. Dies entspricht dem Erscheinungsbild und auch dem subjektiven Empfinden der Patienten. Das Auftreten zusätzlicher psychischer Veränderungen und die vielfältigen Begleitsymptome anderer Organe zeigen, dass es sich um eine Multisystemerkrankung handelt, d. h. eine Erkrankung, die den ganzen Organismus erfasst.

Wie bei CFS wird als Ursache auch eine Störung der Mitochondrienfunktion vermutet. Eine Verminderung des chronischen Energiedefizits führt zu einer Besserung des Befindens.

Die Therapie der Fibromyalgie unterscheidet sich zunächst nicht wesentlich von der Behandlung des CFS. Es gibt allerdings doch Unterschiede, die beachtet werden sollten:

Nachdem der Mangel an Mikronährstoffen ausgeglichen ist, werden die Beschwerden mit folgenden Substanzen verbessert:

- *Vitamin D.* Der sehr häufig bestehende Mangel beeinträchtigt stark den Muskelstoffwechsel. Die ATP-Synthese wird durch Vitamin D verbessert.
- *Omega-3-Fettsäuren* aus Hochseefischen, Algenpräparate (ohne Jod) oder auch Leinöl reduzieren die Aktivität von C-Nervenfasern. Dadurch sinkt die Ausschüttung der Substanz P.
- Schwefelverbindungen wie *Methyl-Sulfonyl-Methan (MSM)* oder *Glutathion* sollten besonders bei Muskelschmerzen eingesetzt werden.
- *L-Carnitin* ist zur Verbesserung des Energiestoffwechsels im Muskel geeignet.

Die Fibromyalgie ist eine Multisystemerkrankung, bei der im Vordergrund die Entzündung steht. Wer Fibromyalgie den psychosomatischen oder somatoformen Störungen zuordnet, ignoriert moderne Erkenntnisse der medizinischen Forschung. Eine Behandlung mit Psychopharmaka verschlechtert meist den Krankheitsverlauf.

KAPITEL 31

Multiple Chemikalien-Sensitivität (MCS)

Schon 1994 wurde in einer Studie festgestellt, dass sich bei 67 % der Personen mit der Diagnose CFS die Symptome ihrer Erkrankung verschlimmerten, sobald sie chemischen Ausdünstungen von Benzin, Farben oder Lösungsmitteln ausgesetzt waren. 57 % gaben an, dass sie bei Zigarettenrauch und Parfüm eine Verschlimmerung ihrer Symptome verspüren. Dies bedeutet, dass ein großer Anteil der Patienten mit CFS auf Chemikalien empfindlich reagiert. Diese Begleiterscheinung ist schon längere Zeit als Umweltkrankheit bekannt und wird heute als vielfache Chemikaliensensitivität (multiple chemical sensitivity), kurz MCS bezeichnet.

Die Definition im MSD-Manual lautet: „Die multiple Chemikaliensensitivität ist durch wiederkehrende, unspezifische Symptome gekennzeichnet, die bei geringer Exposition gegenüber häufig in der Umwelt vorkommenden, chemisch nicht verwandten Substanzen auftreten. Die Symptome sind zahlreich und betreffen häufig multiple Organsysteme, aber die körperlichen Befunde sind unauffällig, und es handelt sich um eine Ausschlussdiagnose. Es wird eine psychotherapeutische Unterstützung und die Vermeidung der ausgemachten Trigger (Auslöser) empfohlen, obwohl sich gerade diese kaum definieren lassen."

MCS zeigt ein komplexes Krankheitsbild mit meist unspezifischen Allgemeinsymptomen, die wiederholt und kurzfristig nach Kontakt mit geringsten Spuren verschiedener Chemikalien auftreten, nachdem zuvor eine unspezifische Sensibilisierung als Folge eines Kontaktes mit der entsprechenden Chemikalie stattgefunden hat. Die Betroffenen berichten über folgende Symptome:

- Kopfschmerzen
- Erschöpfung

- Muskelschwäche
- Hautausschläge
- Schwellungen
- Schwindel
- Gedächtnis- und Konzentrationsstörungen
- Angstgefühle
- Depressionen
- Reizung der oberen Luftwege
- Verdauungsstörungen

Betroffene weisen häufig auf eine besondere Geruchssensibilität und Reaktionsbereitschaft gegenüber Spuren von körperfremden Stoffen hin, z. B. Kosmetika oder Zigarettenrauch. *Cullen* hat 1987 Kriterien für das Vorliegen von MCS definiert, um MCS von ähnlichen Krankheitsbildern wie z. B. psychosomatischen Störungen abzugrenzen. Sie galten bis 1993. Heute

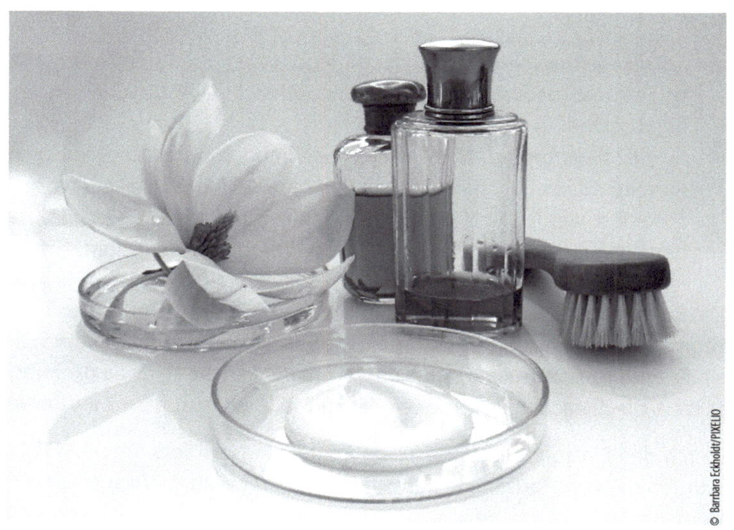

werden die Diagnosekriterien des American Consensus von 1999 benutzt. Sie lauten:

- Die Symptome sind mit einer wiederholten Chemikalienexposition reproduzierbar.
- Der Krankheitsverlauf ist chronisch.
- Die Symptome treten bereits bei sehr niedrigen Konzentrationen auf, die niedriger liegen als vormals toleriert.
- Die Symptome vermindern sich, wenn die Auslöser beseitigt sind.
- Die betroffenen Personen reagieren auf verschiedene, nicht verwandte chemische Stoffe.
- Die Symptome betreffen mehrere Organsysteme.

Nach diesen Kriterien ist als Ursache von MCS eine vorausgegangene chemische Belastung anzunehmen, die entweder bei geringer Schadstoffkonzentration lang andauernd war oder die auch einmalig mit hohen Dosen eines oder mehrerer Stoffe erfolgt ist. Danach können akute Überempfindlichkeits- bzw. Krankheitssymptome kurzfristig durch sehr geringe Dosen von Chemikalien ausgelöst werden. Im Krankheitsverlauf sind also zwei Phasen zu unterscheiden:

- *Sensibilisierungsphase 1,* bei der eine oder mehrere Chemikalien einwirken und dadurch die Empfindlichkeitsschwelle für Chemikalien herabsetzen.
- *Sensibilisierungsphase 2,* bei der wiederholt akute Symptome durch erneute Exposition mit bereits sehr geringen Chemikalienmengen ausgelöst werden und in der gleichzeitig chronisch andauernde, allgemeine und systemische Krankheitssymptome vorherrschen.

Die Zeit zwischen der Schadstoff-Exposition und dem Ausbruch der Symptome kann mehrere Jahre betragen. Die auslösende Chemikalie der Sensibilisierungsphase 1 kann, muss aber nicht die gleiche sein wie die Substanzen, die danach die Reaktionen der Sensibilisierungsphase 2 auslösen.

Durch den Einsturz des World Trade Centers in New York am 11.9.2001 wurden mehrere Tausend Feuerwehrleute unfreiwillig zu Versuchspersonen für ein riesiges medizinisches Experiment. Sie waren bei den Rettungs- und Aufräumarbeiten einer Vielzahl von giftigen Substanzen ausgesetzt wie Kohlenwasserstoffen, Dioxinen, polychlorierten Biphenylen, Asbest, Glasfasern und Reizgasen. Bei den meisten Feuerwehrleuten traten Wochen nach der Katastrophe massive Gesundheitsprobleme auf wie starke Atembeschwerden, anhaltende Müdigkeit und Erschöpfung, Schwächegefühl, stark verminderte körperliche Belastbarkeit und chronischer Husten. Es konnte ein Zusammenhang hergestellt werden zwischen der massiven Schadstoffexposition und dem verzögerten und lang andauernden Auftreten eines Krankheitsbildes, das dem von MCS in wesentlichen Merkmalen ähnelte.

Das Modell der neurogenen Entzündung und die zentrale Rolle des NMDA-Rezeptors

Die meisten systematischen Untersuchungen zur Erklärung des Entstehungsmechanismus von MCS führen dazu, dass eine „neurogene", also über Nervenbahnen verlaufende, Entzündung als Ursache angesehen werden muss. Die zentrale Rolle für das Auslösen einer Chemikalienüberempfindlichkeit spielt der NMDA-Rezeptor. NMDA steht für „N-Methyl-D-Aspartat". Dieser Rezeptor kommt in bestimmten Nervenzellen des Gehirns, des Rückenmarks und im peripheren Nervensystem vor und reagiert normalerweise auf Botenstoffe wie Glutamat und Aspartat. Glutamat ist der wichtigste Botenstoff (Neurotransmitter) im Gehirn, über den Hirnfunktionen aktiviert werden können. Zusätzlich kann der Rezeptor durch Chemikalien aktiviert werden. Der NMDA-Rezeptor arbeitet zusammen mit anderen Rezeptoren (wie dem Vanilloid-Rezeptor oder dem Muscarin-Rezeptor), die ihn aktivieren können, indem sie Glutamat ausschütten. Der NMDA-Rezeptor besteht aus einem „Ionenkanal". Wenn der Rezeptor aktiviert ist, öffnet sich der Ionenkanal und Kalzium und Wasser strömen in die Nervenzelle ein. Leider kommt es durch diese Aktivierung zur Bildung von Stickstoffmonoxid (NO) und Peroxinitrit, wodurch eine chronische Entzündung ausgelöst wird.

Das Phänomen der positiven Rückkopplung

Wir alle kennen das Phänomen der negativen Rückkopplung aus der Technik. Ein Kühlschrank funktioniert nach diesem Prinzip. Wenn nämlich die Temperatur einen eingestellten Grenzwert überschreitet, schaltet sich der Kompressor ein und die Temperatur senkt sich wieder. Die negative Rückkopplung stabilisiert ein eingerichtetes System. Im Falle einer positiven Rückkopplung würde am Beispiel des Kühlschrankes nach Erreichen einer bestimmten Temperatur die Heizung eingeschaltet, die zur weiteren Temperaturerhöhung führt. Der positive Rückkopplungsmechanismus verstärkt also den Ablauf einer Zustandsänderung und führt dadurch zu einem neuen instabilen Zustand des Systems. In der Technik macht dies natürlich keinen Sinn. Anders im Organismus: Dieser Verstärkermechanismus ist dann sinnvoll, wenn es sich um Verstärkung neuer Nervenverknüpfungen handelt, wie bei Lernprozessen und deren Verstärkung. Durch die häufige Aktivierung des NMDA-Rezeptors werden diese Verknüpfungen gefördert und verstärkt. Es kommt dadurch zu einer verlängerten Öffnung des NMDA-Rezeptors und nachfolgendem Kalzium-Einstrom in die Nervenzelle, der über Monate andauern kann. Im Falle einer Chemikalienüberempfindlichkeit ist diese positive Rückkopplung am NMDA-Rezeptor unerwünscht, denn es kommt dadurch zu einer fortschreitenden Sensibilisierung der betroffenen Patienten gegenüber Chemikalien.

Durch die Aktivierung des NMDA-Rezeptors entsteht vermehrt Stickstoffmonoxid (NO). Es kommt zu einem Anstieg von entzündungsfördernden Stoffen wie Interleukin und Zytokinen.

Diese Zytokine sind ihrerseits an der Aktivierung der „Stressachse“, der Hypothalamus-Hypophysen-Nebennieren-Achse beteiligt, wodurch CRH, ACTH und Kortisol ausgeschüttet werden und die Erschöpfung und Schlafstörung zunimmt.

Erweiterte Diagnostik bei MCS

Zusätzlich zu den bereits beschriebenen Testverfahren sollen hier speziell zur Diagnostik von MCS zwei weitere Tests vorgestellt werden.

Immuntoleranztest (ITT)

Dieser Test erfasst die Reaktion der Immunzellen des Patienten auf Schadstoffe. Typischerweise reagieren die Immunzellen (Lymphozyten) mit einer Freisetzung von Interferon und Interleukin. Während bei MCS hohe Konzentrationen von Interferon und niedrige Konzentrationen von Interleukin vorkommen, ist es bei CFS umgekehrt, nämlich niedrige Konzentrationen von Interferon und hohe Werte von Interleukin.

Lymphozyten-Transformationstest (LTT)

Mit diesem Test kann ausgeschlossen werden, dass die erhöhten Interferonspiegel durch ein allergisches Geschehen bedingt sind.

Wenn der Immuntoleranztest (ITT) positiv ist und der Lymphozyten-Transformationstest (LTT) negativ ausfällt, ist von einer Chemikalienüberempfindlichkeit vom Typ MCS auszugehen.

Therapie von MCS

Wie bei allen Multisystemerkrankungen so steht auch bei der Therapie von MCS die Einnahme antioxidativer Wirkstoffe im Vordergrund. An erster Stelle steht Glutathion, denn es gilt als universelles körpereigenes Antioxidans.

- *Glutathion* ist der wichtigste natürliche Abwehrstoff gegen reaktive Sauerstoffverbindungen. Dabei wird Glutathion zu oxidiertem Glutathion (GSSH) umgewandelt. Die Regeneration von Glutathion (GSH) erfolgt durch andere reduzierende Verbindungen, so z. B. durch NADH. Glutathion ist wesentlicher Bestandteil des menschlichen Entgiftungssystems. Eine orale Zufuhr von Glutathion ist nicht sinnvoll, da es im Darm in seine drei Bestandteile zerlegt wird. Empfehlenswert ist deshalb eher die Gabe seiner Vorstufen, etwa N-Acetyl-Cystein oder MSM (Methyl-Sulfonyl-Methan). In den USA ist auch inhalierbares Glutathion erhältlich. Wir benutzen in der Praxis Glutathion als Kurzinfusionen oder Injektionen.
- *Coenzym Q10* ist ebenfalls ein wichtiges Medikament zur Behandlung von MCS. Es verbessert den Energiestoffwechsel, hat eine antioxidative Wirkung und reduziert die Bildung von Peroxinitrit.

- *Omega-3-Fettsäuren* werden bei Multisystemerkrankungen verstärkt abgebaut und müssen ersetzt werden.
- *NMDA-Antagonisten* können die Überaktivität des NMDA-Rezeptors dämpfen.
  - Flupirtin in einer Dosierung von 75 bis 100 mg täglich.
  - Taurin ist ein weiteres Medikament zur Verminderung der Aktivität des NMDA-Rezeptors. Die empfohlene Dosis beträgt 3 × 500 mg täglich.

Je länger der Patient unter der chronischen Multisystemerkrankung leidet, desto geringer ist der Therapieerfolg. Es ist dann ein nicht mehr veränderbarer Zustand eingetreten.

Es sollten Nahrungsmittel aus ökologischem Anbau bevorzugt werden.

Das Wichtigste ist, konsequent jede Exposition gegenüber den auslösenden Chemikalien zu vermeiden; alle Therapiemaßnahmen können dafür keinen Ersatz darstellen!

KAPITEL 32

Long-COVID-Syndrom

Die Begriffe Long-COVID, Long-COVID-Syndrom, Post-COVID-Syndrom oder Post-COVID-19 beschreiben Langzeitfolgen nach einer Infektion durch das Corona-Virus 2019 (COVID-19), wobei Symptome auch nach der akuten Erkrankung weiterbestehen. Long-COVID ist ein von Patienten erfundener Begriff, der zuerst als Hashtag auf Twitter erschienen ist.

Die Deutsche Gesellschaft für Pneumologie und Beatmungsmedizin erarbeitet zurzeit Leitlinien, um dieses neue Krankheitsbild besser einordnen zu können. Dabei sollen alle Symptome, die zwölf Wochen nach einer überstandenen Corona-Infektion weiterbestehen, als Long-COVID-Syndrom oder Post-COVID-Syndrom bezeichnet werden.

Bisher ist nicht eindeutig geklärt, wie häufig Long-COVID auftritt. Hoch ist der Anteil der Patienten, die wegen ihrer COVID-19-Infektion im Krankenhaus behandelt werden mussten. Er beträgt etwa 50 %. 30 % dieser Erkrankten müssen wegen ihrer Beschwerden noch ein zweites Mal in die Klinik. Ein Forscherteam aus England, Schweden und den USA hat im März 2021 eine Smartphone-App ausgewertet, bei der mehr als 4.000 Infizierte ihre Symptome angeben konnten. Der Anteil der Erkrankten, die nach zwölf Wochen immer noch Symptome hatten, betrug 2,3 %. Bei bis zu 4,5 % bestanden die Symptome bis zu acht Wochen. Etwa 13,3 % der Patienten hatten nach ihrer Erkrankung noch vier Wochen lang Beschwerden.

Die Symptome, welche die Patienten im Einzelnen beklagen, sind bei Long-COVID sehr breit gefächert. Ganz im Vordergrund stehen Müdigkeit, Leistungsverlust, Abgeschlagenheit, Antriebslosigkeit und Konzentrationsmangel. Auch Wortfindungsstörungen werden genannt. In diesem Zusammenhang wird auch auf das Chronic Fatigue Syndrom (CFS) hingewiesen. Auf die genauen Zusammenhänge zwischen Long-COVID und CFS gehe ich später genauer ein.

Vielfach bestehen bei Belastung Atemwegsbeschwerden wie Husten oder Atemnot. Geruchs- und Geschmacksinn sind oft beeinträchtigt. Manche Patienten berichten, dass sie üble Gerüche wahrnehmen. Muskel- und Gelenkschmerzen, Taubheitsgefühle und Kopfschmerzen sind weitere Symptome. Einige Erkrankte leiden zudem unter einem Druck- und Engegefühl in der Brust. Sie haben Herzklopfen und erhöhten Blutdruck. Schlaganfälle, Thrombosen und Lungenembolien kommen vor. Des Weiteren werden Schwindel, Erbrechen, Durchfall, Haarausfall, Hautausschläge und Hautverfärbungen genannt. Betroffene berichten auch über psychische Veränderungen. Im Vordergrund stehen dabei Angsterkrankungen und Depressionen. Intensivpatienten leiden auch an posttraumatischen Belastungsstörungen.

Viele Betroffene berichten über einen wellenartigen Verlauf von Long-COVID. An manchen Tagen geht es ihnen recht gut und sie haben kaum noch Beschwerden, an anderen fühlen sie sich ganz schlecht. Sie liegen nur und können nichts tun, schon gar nicht arbeiten.

Wer ist besonders betroffen und wer hat das größte Risiko, an Long-COVID zu erkranken?

Prinzipiell kann jeder, der eine COVID-19-Erkrankung vermeintlich überstanden hat, an Long-COVID erkranken. Besonders fatal ist, dass die Symptome auch bei Menschen auftreten können, die die akute Erkrankung symptomfrei überstanden haben. Das bedeutet, dass ein milder Krankheitsverlauf nicht vor Long-COVID schützt. Untersuchungen haben auch gezeigt, dass das Alter des Patienten keine besonders große Rolle spielt, denn grundsätzlich kann jeder erkranken. Dennoch erhöht sich das Risiko, an Long-COVID zu erkranken, bei folgenden Konstellationen:

Die Wahrscheinlichkeit, an Long-COVID zu erkranken, steigt tatsächlich doch mit dem Alter an. Auch Menschen mit einem hohen Body-Mass-Index (BMI), also mit Übergewicht, sind häufiger betroffen. Das Gleiche gilt für Frauen, vor allem junge. Wer schon vor der Infektion an einer Atemwegserkrankung, etwa an Asthma bronchiale, gelitten hat, findet sich ebenfalls häufiger unter den Patienten. Eine Rolle scheint auch die Anzahl der Symptome zu Beginn der akuten Erkrankung zu spielen. Je mehr Symptome in der ersten Woche auftreten, desto länger ist dann der spätere Krankheitsverlauf.

Auch Kinder können an Long-COVID erkranken, obwohl bei ihnen eine akute Infektion gegenüber den Erwachsenen eher asymptomatisch oder milder verläuft. Kinder, die älter als zehn Jahre alt sind, sind häufiger betroffen als solche unter zehn Jahren. Die Symptomatik ist ähnlich wie bei Erwachsenen. Auffällig ist aber, dass der Geruchs- oder Geschmacksverlust bei Kindern eine geringere Rolle spielt. Experten erwarten, dass die Erkrankungsfälle bei Kindern in Zukunft weiter zunehmen werden.

Gibt es Behandlungsmöglichkeiten? Kann man diesen Menschen eine Therapie anbieten?

Eine spezifische Therapie gibt es nicht. Die Behandlung ist rein symptomorientiert. Die klassische Medizin kann keine Therapie anbieten, da die Ursache der Erkrankung unbekannt ist. Long-COVID ist damit wieder ein Betätigungsfeld für die Alternativmedizin, die sich schon vorher um CFS-Patienten gekümmert hat.

Könnte eine Impfung gegen COVID-19 helfen?

Der Virologe Christian Drosten macht folgenden Vorschlag:

„Es gibt Hinweise darauf, dass das Virus im Gewebe des Zentralnervensystems nicht nur Eintritt finden kann, sondern sich dort auch über eine längere Zeit als woanders im Körper aufhält. Es gibt auch Hinweise, dass es da schlummernde, langsam replizierende Virusrestbestände gibt. Dass man die vielleicht durch eine Impfung loswerden könnte, wenn man dem Immunsystem noch mal einen richtigen Push gibt. Noch mal einen Kick, damit die T-Zellen noch mal richtig aktiv werden und die Antikörper, die B-Zellen, dass die auch noch einmal richtig produzieren." (Christian Drosten, Post-Covid: Was wir bisher über die Corona-Spätfolgen wissen, BR24, 28.05.2021)

Die Ständige Impfkommission (STIKO) hat die Empfehlung herausgegeben, dass sechs Monate nach der akuten Erkrankung eine Auffrischimpfung durchgeführt werden sollte. Der positive Effekt einer Impfung gegen COVID-19 auf Long-COVID-Beschwerden ist jedoch noch nicht wissenschaftlich bewiesen, sondern beruht bisher auf Beobachtungen und Aussagen von Patienten.

Wie lange dauern die Beschwerden an?

Das Robert Koch-Institut berichtet: „Wochen beziehungsweise Monate nach der akuten Erkrankung können noch Symptome vorhanden sein oder noch neu hinzutreten" und stellt fest, „dass rund 40 Prozent der in der Klinik behandelten Covid-19-Patienten ‚längerfristig' Unterstützung benötigten." (RKI, Post-Covid: Was wir bisher über die Corona-Spätfolgen wissen, BR24, 28.05.2021) Gleichzeitig wird die „Smartphone-App-Studie" zu Covid-19-Symptomen zitiert.

Ob es sich bei Long-COVID-Beschwerden um irreversible Dauerschäden handelt, ist unklar und muss weiter beobachtet werden. Einschränkungen der Lungenfunktion oder des Geruchssinns können sich auch nach vielen Monaten wieder bessern. Bei vielen Betroffenen könnten manche Beschwerden jedoch chronisch werden. Wahrscheinlich wird es auch einige Patienten geben, die nicht wieder ganz gesund werden. Spekuliert wurde bereits, ob eine COVID-19-Erkrankung langfristig das Risiko für Demenz oder Parkinson erhöhen könnte.

Wer soll Long-COVID-Patienten betreuen?

Die Betreuung übernehmen natürlich die Hausärzte in Zusammenarbeit mit den entsprechenden Fachärzten. Diese Vorgehensweise hat sich bei allen chronischen Erkrankungen bewährt. Inzwischen gibt es auch Long-COVID-Sprechstunden und -Ambulanzen. Zudem wurden mehrere Selbsthilfegruppen wie Long Covid Deutschland gegründet, darunter auch ein Angebot für Kinder und ihre Eltern: „Long Covid Kids". Weitere Corona-Selbsthilfegruppen sind gelistet bei der Nationalen Kontakt- und Informationsstelle zur Anregung und Unterstützung von Selbsthilfegruppen (NAKOS).

Was passiert in einer Long-COVID-Ambulanz?

Der optimale erste Untersuchungszeitpunkt wäre laut Gernot Rohde, dem Leiter der Post-COVID-Ambulanz an der Uniklinik Frankfurt, etwa 28 Tage nach der akuten Infektion. Patienten werden in einer Long-COVID-Ambulanz klinisch sehr genau und in regelmäßigen Abständen untersucht, etwa alle drei Monate. In der Long-COVID-Ambulanz werden sie also so lange betreut, bis sie beschwerdefrei sind. Rohde zählt auch die Untersuchungsschwerpunkte auf, zu denen vor allem eine Lungenfunktionsprüfung gehört. Die Lungenvolumina werden bestimmt, die Muskelkraft sowie die bronchiale Überempfindlichkeit, außerdem findet ein Leistungstest statt. Alle geschilderten Symptome werden aufgenommen. Im Anschluss werden die Patienten von Spezialisten weiter untersucht.

Worauf sollen die Betroffenen achten?

Patienten, die glauben, an einem Long-COVID-Syndrom zu leiden, sollten ihre Beschwerden genau beobachten und zunächst ihren Hausarzt informieren. Wenn sie beispielsweise nach sechs Wochen immer noch Atemnot haben, sollte das unbedingt weiter untersucht werden.

Welche Verbindung besteht zwischen Long-COVID und CFS?

Beide Erkrankungen ähneln sich sehr stark. Deshalb könnte es von Nutzen sein, Erkenntnisse, die aus der jahrelangen Beobachtung von Patienten mit CFS gewonnen wurden, auch beim Long-COVID-Syndrom anzuwenden.

Das Leitsymptom bei CFS ist die Belastungsintoleranz beziehungsweise Verschlechterung des Gesundheitszustandes nach körperlicher oder geistiger Aktivität, auch Post-Exertional Malaise (PEM) genannt. Belegt wird dieses Symptom durch die Beobachtung, dass eine an einem Tag stattfindende starke körperliche Belastung am darauffolgenden Tag nicht mehr erreicht wird. Sauerstoffaufnahme und aerobe Schwelle sind dann vermindert. Die

Verschlechterung des Gesundheitszustands nach Überlastung kann Tage, Wochen oder Monate anhalten, im schlimmsten Fall sogar dauerhaft sein.

Aus der Charakteristik der Post-Exertional Malaise bei CFS lässt sich ableiten, dass ein schonender Umgang mit den eigenen Ressourcen notwendig ist und Überlastungen strikt zu vermeiden sind. Es gilt, die Häufigkeit und Schwere der Rückfälle (Crashs) zu minimieren. Dieses Aktivitätsmanagement ist international unter dem Begriff „Pacing" bekannt. Je weniger Pacing beachtet wird und je mehr die Erkrankten zur Steigerung ihres Aktivitätsniveaus angehalten werden, desto länger sind die Crashs. Darüber hinaus besteht die Gefahr, dass sich durch Überlastung der Allgemeinzustand weiter verschlechtert.

Pacing ist Bestandteil von multimodalen Therapiekonzepten bei CFS. Große Patientenumfragen belegen die Wirksamkeit. Sowohl die amerikanischen Center for Disease Control (CDC) als auch das britische National Institute for Health and Care Excellence (NICE) betrachten Pacing als effektive und wichtige Komponente in der Therapie von CFS. Das Institut weist darauf hin, dass Überanstrengung die Symptome verschlimmern kann und bei einem Crash die Aktivität sofort zu reduzieren sei.

Zentrale Botschaft von Pacing ist, auf den eigenen Körper zu hören. Harte Regeln oder Fitness-Ziele gibt es nicht. Beim Pacing richtet sich stattdessen die Aktivität streng nach den eingeschränkten körperlichen Energiereserven der Betroffenen. Löst eine Aktivität PEM oder weitere Symptome aus, war sie zu intensiv und darf nicht wiederholt werden. Macht sich PEM schon während der Aktivität bemerkbar, muss diese sofort unterbrochen werden. Das erfordert natürlich viel Disziplin und Willenskraft. Auslöser für die Zustandsverschlechterung können sowohl körperliche als auch geistig anstrengende oder emotional belastende Situationen sein.

Da die postvirale Fatigue von Long-COVID sich ähnlich wie CFS verhält, könnten Schonung beziehungsweise Pacing auch bei Long-COVID-Erkrankten eine wichtige Rolle spielen, vor allem, wenn die Patienten an einer Belastungsintoleranz leiden. Aus der klinischen Arbeit und den bisherigen Einzelberichten deutet sich nämlich an, dass Pacing das „Chronifizierungs-Risiko" hin zu einem Vollbild von CFS senken könnte.

Prof. Carmen Scheibenbogen, die seit Jahren zu CFS forscht und an der Berliner Charité eine Long-COVID-Ambulanz eingerichtet hat, fasst die Bedeutung von Pacing für die Betroffenen mit CFS wie folgt zusammen: „Jeder muss da seine aktuelle Belastungsgrenze herausfinden und für eine gewisse Zeit drunter bleiben. Wenn man das von Anfang an beherzigt, erhöht das die Chance, dass die Krankheit ausheilt." (Carmen Scheibenbogen, Postvirale Fatigue nach einer Corona-Infektion: Kann man von ME/CFS lernen? [mecfs.de], 21.11.2020)

KAPITEL 33

Soziale Aspekte von CFS

Menschen mit CFS oder anderen Multisystemerkrankungen erfahren eine Isolierung im öffentlichen Leben. Ihre Krankheit wird von Versicherungen, Berufsgenossenschaften und staatlichen Institutionen nicht anerkannt. Patienten und Ärzte weichen oft auf psychosomatische oder psychiatrische Diagnosen aus, um den Patienten Versicherungsleistungen zukommen zu lassen und damit den sozialen Abstieg abzumildern. Dies führt einerseits zu einer in der Gesellschaft irreversiblen Stigmatisierung mit einem endgültigen Ausstieg aus dem Berufsleben und damit aus dem gesellschaftlichen Leben. Andererseits führt eine psychiatrische Diagnose zu einer psychiatrischen Therapie, die oft mit einer Verschlechterung des Gesundheitszustandes einhergeht. Auch ehemalige Freunde und Bekannte ziehen sich immer mehr zurück, weil sie mit dem unklaren Krankheitsbild nicht zurechtkommen. Oft wird den Patienten unterstellt, selbst schuld zu sein. Es muss darauf hingewiesen werden, dass Psychotherapien bislang zu keiner wesentlichen Verbesserung des Krankheitsverlaufes geführt haben.

Der soziale Abstieg erfolgt in mehreren Schritten:

- Verunsicherung und Ratlosigkeit angesichts eines zunehmenden Versagens bei den täglichen Anforderungen im Privatleben und im Beruf
- Aufgabe bislang gewohnter Tätigkeiten und Funktionen durch die zunehmende Erschöpfung. Beruf, Studium und Ausbildung müssen beendet werden. Es stellen sich verschiedene Fragen: „Wie kann der Lebensunterhalt bestritten werden? Wird der Energiemangel vielleicht vom Job-Center als Arbeitsverweigerung gewertet?"
- Resignation, Depression und Hoffnungslosigkeit, Isolierung

Der Umgang mit Behörden

Als Erstes muss man sich vergegenwärtigen, dass Behörden nach unterschiedlichen Kriterien urteilen.

Bei der *Krankenversicherung* geht es um die Notwendigkeit einer Behandlung, also um die Erstattung oder Kostenübernahme für bestimmte Untersuchungen und Behandlungen. Die Krankenkasse schaltet in diesen Fragen den Medizinischen Dienst ein.

Bei der *Pflegeversicherung* geht es um den Zeitaufwand, der für notwendige Hilfsleistungen benötigt wird. Nicht alle Tätigkeiten, die für eine zu pflegende Person erforderlich sind, werden anerkannt. Hauswirtschaftliche Verrichtungen zählen nicht. Die Gutachter gehen nach Zeitrichtlinien vor, d. h., für bestimmte Tätigkeiten wird eine bestimmte Zeit anerkannt.

Bei der *Berufsgenossenschaft* geht es allein um beruflich bedingte Erkrankungen oder Verletzungen, die während der Ausübung des Berufes oder auf dem Weg zur Arbeit entstanden sind. Je älter ein Mensch ist, desto schwieriger ist es, eine Rente zu bekommen, weil dann eher eine altersbedingte Erkrankung vorliegt.

Bei der *Rentenversicherung* geht es um die sogenannte Restarbeitsfähigkeit. Eine volle Erwerbsunfähigkeit besteht, wenn weniger als drei Stunden täglich gearbeitet werden kann. Wer nur noch zwischen drei und sechs Stunden täglich arbeiten kann, hat Anspruch auf teilweise Erwerbsminderungsrente. Je jünger ein Mensch ist, desto schwieriger ist es, eine Rente gewährt zu bekommen.

Bei den *Versorgungsämtern* geht es um die Höhe des Grades der Behinderung (GdB) oder um die Zuerkennung sogenannter Merkzeichen im Schwerbehindertenausweis zum Ausgleich von Nachteilen. Ab einem GdB von 50 % ist man schwerbehindert und erhält einen Ausweis. Erst mit diesem Ausweis gibt es Vergünstigungen. Hat sich der Gesundheitszustand verschlechtert, kann alle zwei Jahre ein neuer Antrag gestellt werden. Wer eine Erwerbsunfähigkeitsrente bezieht, hat gute Chancen, einen GdB vom Versorgungsamt zu bekommen. Das Versorgungsamt entscheidet nach Aktenlage. Deshalb ist es sehr wichtig, dem Versorgungsamt alle wichtigen Befunde und Arztbriefe vorzulegen. Ein Nachteil ist, dass die Sachbearbeiter beim Versorgungsamt keine eigene Begutachtung vornehmen, sondern sich auf die Befundberichte verlassen.

Vorbereitung auf ein Gutachten

Falls Sie eine Behörde zu einem Gutachter schickt, sollten Sie sich gut vorbereiten, denn man kann sehr viel falsch machen. Dies führt dann zu Nachteilen. Spätere Korrekturen lassen dann an Ihrer Glaubwürdigkeit zweifeln.

Rechtzeitig vor dem Termin sollten Sie eine Aufstellung Ihres Krankheitsverlaufes (Anamnese) verfassen. Alles sollten Sie aufführen, vom Beginn Ihrer Erkrankung, dem Verlauf und dem Zustand zum jetzigen Zeitpunkt. Nicht vergessen sollten Sie die Bedeutung der Erkrankung für Ihre Arbeitsfähigkeit. Wichtig ist auch, wie Sie Ihre Erkrankung erlebt haben; auch die Auswirkungen zu Hause im täglichen Leben. Führen Sie auf, was Sie früher bewältigen konnten und was jetzt nicht mehr geht. Geben Sie an, warum es nicht mehr geht. Falls Sie keine Zusammenstellung mehr machen können und diese Arbeit eine Vertrauensperson übernommen hat, geben Sie unbedingt an, wer diese Arbeit gemacht hat und warum es Ihnen nicht möglich war, dies selbst zu tun. Versuchen Sie ein Tagebuch über die Zeit von einer Woche zu schreiben, in dem Sie angeben, wie Ihr Tagesablauf aussieht und welche Schwierigkeiten Sie dabei haben. Schreiben Sie auf, warum bestimmte Verrichtungen nicht gehen. Jede noch so kleine Einschränkung muss notiert werden. Die Beschreibung des Krankheitsverlaufs und das Krankheitstagebuch geben Sie in Kopie beim Gutachter ab.

Beim Gutachter

Sehr wichtig ist, dass Sie ganz genau angeben, was Sie meinen. Hier ein Beispiel: „Ich habe bei der Kehrwoche Hilfe" hat eine andere Bedeutung als: „Bei der Kehrwoche kann ich selbst nicht mehr mitarbeiten, ich kann nur schauen, dass alles richtig gemacht wird". Der erste Satz ist nicht falsch, aber er verursacht falsche Rückschlüsse auf die Leistungsfähigkeit. Erst der zweite Satz stellt klar, worum es geht. Je mehr Sie noch selbst erledigen können, desto geringer ist die Chance, eine Rentenzahlung zu bekommen.

Drei oder mehr Stunden Arbeit täglich im Haushalt oder Garten verhindern eine volle Erwerbsminderungsrente. Geben Sie negative Einflüsse auf Ihre Arbeitsfähigkeit, die nichts mit Ihrer Krankheit zu tun haben, nicht an; diese Angaben werden oft gegen den Antragsteller verwendet und vermindern Ihre Chancen. Es geht also allein um die Krankheit, die die Ursache für die fortbestehende Arbeitsunfähigkeit ist.

Es macht keinen Sinn, die Situation aus Scham besser hinzustellen als sie in Wirklichkeit ist. Geben Sie auch an, warum Sie bestimmte Hobbys nicht mehr ausüben können. Schildern Sie ganz genau, wie sich Ihre Fähigkeiten verändert haben. Geben Sie an, wie oft Sie Ruhepausen machen müssen und welche Krankheitssymptome bei der Arbeit auftreten. Nicht jeder Tag ist wie der andere – sagen Sie dies auch. Wenn Sie nur noch eine Stunde im Haushalt Verrichtungen erledigen können, dann sagen Sie dies. An einem Tag räumen Sie in dieser Stunde die Wohnung auf, an einem anderen Tag spülen Sie ab oder putzen Ihre Schuhe. Falls Sie Spazierengehen, müssen Sie genau schildern, wie Sie das machen. Auch das Autofahren muss genau beschrieben werden. Wenn Sie Verluste sozialer Kontakte erfahren haben, sollten Sie dies auch angeben und auch Personen nennen, die Ihnen helfen.

Falls Sie ein Schmerzmittel eingenommen haben, um überhaupt zur Untersuchung kommen zu können, sollten Sie dies bei der Untersuchung beim Gutachter erwähnen. Möglicherweise kann dadurch Ihre Beweglichkeit besser sein als zu Hause ohne Schmerzmittel. Bedenken Sie dies. Geben Sie immer Ihre Schmerzen an.

Menschen mit CFS können eine Erwerbsminderungsrente erhalten. Dies ist nicht abhängig von der Diagnose, sondern von den Einschränkungen der Leistungsfähigkeit. Von den Gutachtern werden dann allerdings andere Diagnosen gestellt. Von Anfang an ist dringend zu empfehlen, dass Sie sich qualifiziert beraten lassen. Oft muss Widerspruch nach einer ersten Ablehnung des Verfahrens eingelegt werden oder muss der Klageweg beschritten werden.

Der Umgang mit dem Arzt

„Unerklärliche Erkrankungen müssen psychisch bedingt sein". „Wenn Patienten über mehr als drei verschiedene Symptome klagen, die nicht zusammenpassen, dann ist es psychisch bedingt". Der einfachste Ausweg ist die psychische Erklärungstheorie für die Erkrankung dieser Patienten. Es gehört zu den besonderen psychischen Belastungen der Ärzte, die Unsicherheit und Hilflosigkeit angesichts schwerer chronischer Erkrankungen und das Fehlen einer Erklärung dafür nicht aushalten zu können. Sie neigen dann zur „Psychiatrisierung" nicht psychiatrischer Fälle. Man könnte auch sagen, dass es sich nicht um ein psychisches Problem der betroffenen Patienten handelt, sondern um eines der behandelnden Ärzte. Die internistische Routinediagnostik ergibt oft normale Befunde und keine auffälligen Laborwerte. Dies veranlasst viele Ärzte zu der Schlussfolgerung, dass keine organische Erkrankung vorliegt.

Versuchen Sie dennoch, einen Arzt zu finden, der Ihre Symptome ernst nimmt und der zusammen mit Ihnen versucht, Ihren Gesundheitszustand zu verbessern.

Lassen Sie sich von Ihrem Arzt immer eine Kopie Ihrer Untersuchungsergebnisse aushändigen. Legen Sie sich zu Hause einen Ordner mit allen Befunden an. So behalten Sie besser den Überblick über den Krankheitsverlauf. Schreiben Sie sich vor dem Arztbesuch alle Fragen auf, über die Sie mit Ihrem Arzt sprechen wollen; so vergessen Sie nichts.

KAPITEL 34

CFS-Checkliste Diagnostik

Hier ist eine Übersicht über diagnostisch sinnvolle Spezialuntersuchungen bei CFS.

Bezeichnung	Kürzel	Material
Entzündung		
Interferon gamma	INF-γ	Serum
Interleukin 1-beta	IL-1β	Serum
Interleukin 6	IL-6	Serum
Interleukin 8	IL-8	Serum
Interleukin 13	IL-13	Serum
Tumor-Nekrose-Faktor alpha	TNF-α	Serum
Stressachse		
Kortisol-Tagesprofil	Kortisol	Speichel
ACTH	ACTH	Plasma gefroren
Neurostressprofil		
Serotonin, Dopamin, Noradrenalin, Adrenalin	Neurotransmitter 1	2. Morgenurin
+ Glutamat, GABA	Neurotransmitter 2	2. Morgenurin
Kryptopyrrolurie		
Kryptopyrrolurie	KPU	Spezialgefäß
Eisenspeicher		
Ferritin	Fe	Serum
Virusteste		
EBV, CMV, HHV6, EBV-Latenzmarker		Serum

Bezeichnung	Kürzel	Material
Hormonstatus allgemein		
Östradiol	E2	Speichel 08:00
Progesteron	Prog	Speichel 08:00
Testosteron	Testo	Speichel 08:00
Hormonstatus Schilddrüse		
Schilddrüsestimulierendes Hormon	TSH	Serum
Thyroxin, frei	FT4	Serum
Trijodthyronin, frei	FT3	Serum
Thyreoperoxidase-Antikörper	TPO-AK	Serum
TSH-Rezeptor-Antikörper	TRAK	Serum
TAK-AK-Thyreoglobulin-AK	TAK	Serum
Energiestoffwechsel		
Nitrotyrosin		Spezialgefäß
Citrullin		2. Morgenurin
Neuronenspezifische Enolase	NSE	Serum
S-100		Serum
Q10		Serum
Carnitin		Serum
Pyruvat/Laktat		NaF
Glutathion		Heparin
Methylmalonsäure		1. Morgenurin
Cystathionin		1. Morgenurin
ATP intrazellulär		Heparin-Blut
Vitamine		
25-Vitamin D	D	Serum
Vitamin B12	B12	Serum

Bezeichnung	Kürzel	Material
Mineralstoffanalyse		
Natrium	Na	Heparin-Blut
Kalium	K	Heparin-Blut
Kalzium	Ca	Heparin-Blut
Magnesium	Mg	Heparin-Blut
Kupfer	Cu	Heparin-Blut
Eisen	Fe	Heparin-Blut
Zink	Zn	Heparin-Blut
Nahrungsmittelunverträglichkeiten		
Laktose		H2-Atemtest
Fruktose		H2-Atemtest
Gluten		Serum
Histamin		Stuhl
Diaminoxidase	DAO	Serum
Gallensäuren-Florastatus		Stuhl
Risikogene		
Tryptophan-Hydroxylase	TPH1	EDTA
Serotonin-Transporter	5HTT	EDTA
Serotonin-Rezeptor	5HTR2A	EDTA
Katechol-O-Methyltransferase	COMT	EDTA
Serotonin-Reuptake	SERT	EDTA
Kortisolrezeptor	NCR1	EDTA
CRH-Rezeptor	CRHR2	EDTA

KAPITEL 35

CFS-Checkliste Therapie

Die Behandlung von CFS beruht auf mehreren Säulen. Die Normalisierung der Botenstoffe (Neurotransmitter) im Gehirn hat Vorrang. Die Mengenangaben beziehen sich auf eine tägliche Zufuhr.

Stufe 1: **Aminosäuren als Neurotransmittervorstufen**

5-Hydroxy-Tryptophan (5-HTP) bis 200 mg

Tyrosin oder Phenylalanin bis 1000 mg

Glutamin bis 1000 mg

und Aminosäuren als Enzym-Kofaktoren

Taurin bis 1000 mg

Cystein (als N-Acetylcystein) bis 600 mg

Stufe 2: **Entzündungshemmer**

Vitamin D bis 5000 E

Selen bis 200 µg

Zink bis 30 mg

Vitamin C bis 1000 mg

Stufe 3: **Vitamine als Enzym-Kofaktoren**

Vitamin B_5 bis 1500 mg

Vitamin B_6 bis 150 mg

Vitamin B_{12} bis 1000 µg

Folsäure bis 5 mg

Stufe 4: **Stabilisierung der Atmungskette**

Glutathion bis 600 mg

Q10 bis 200 mg

Carnitin bis 1000 mg

MSM bis 4000 mg

Stufe 5: **Hormonausgleich mit naturidentischen Hormonen**

Progesteron, Östradiol

Testosteron

Thyroxin, Trijodthyronin

DHEA

Stufe 6: **Reduzierung von Stressfaktoren**

Rauchen einstellen

Alkohol reduzieren

angepasste körperliche Aktivität

Entspannungstechniken

ANHANG

Anhang

Zur Vertiefung der Thematik, aber auch zum besseren Verständnis werden in diesem Kapitel Aufbau, Funktion und Funktionsstörungen der Mitochondrien beschrieben.

Die Mitochondrien und die Atmungskette

Bodo Kuklinski schreibt: „Wir gehen heute davon aus, dass CFS eine Mitochondropathie ist, also durch eine Störung der Mitochondrienfunktion ausgelöst wird."

Ein Mitochondrium, was ist das?

Ein Mitochondrium (Mehrzahl: Mitochondrien), aus „mitos" (griechisch) für Faden und „chondros" (griechisch) für Korn ist ein von einer Doppelmembran umschlossenes Gebilde innerhalb einer Zelle, das als „Kraftwerk" der Zelle fungiert. Die Hauptfunktion der Mitochondrien besteht darin, im Rahmen der Zellatmung unter Sauerstoff-Verbrauch ATP (Adenosintriphosphat) herzustellen, die „universelle Energiewährung" der Zelle. Mitochondrien kommen verteilt im Zellplasma vor. Sie sind sehr klein, ihre Größe schwankt von 0,5 bis 10 µm.

Besonders viele Mitochondrien finden sich in Zellen, die viel Energie verbrauchen, z.B. Muskelzellen, Nervenzellen, Sinneszellen, Eizellen. Die Menge der Mitochondrien einer Zelle wird also an ihren Energiebedarf angepasst.

Mitochondrien werden über die Eizelle der Mutter vererbt. Man weiß mittlerweile, dass auch durch die Spermien einige männliche Mitochondrien in das Plasma der befruchteten Eizelle gelangen können. Diese „männlichen" Mitochondrien werden jedoch schnell wieder beseitigt.

Die Entdeckung der Mitochondrien

Die Verbesserung des Lichtmikroskops durch *Ernst Abbe* (1880) ermöglichte erstmals den Blick auf die Bestandteile einer Zelle. Der Anatom *Richard Altmann* beschrieb 1890 „zytoplasmatische Organellen", welche er als „Elementarorganismen der Zelle" bezeichnete. Der Begriff „Mitochondrium" wurde durch *Benda* (1897) geprägt. Die verbesserte Auflösung durch das Elektronenmikroskop ermöglichte weitere Einblicke in den Aufbau des Mitochondriums.1953 beschrieb *Palade* die Doppelmembranstruktur und die Falten, Cristae genannt, im Inneren des Mitochondriums.

Erst ab Mitte der 90er-Jahre des 20. Jahrhunderts wurde die Arbeitsweise der Mitochondrien vollständig erkannt. Die Übertragung von Elektronen dient dem Aufbau eines Überschusses an H^+-Ionen, wodurch schließlich Energie in Form von ATP entsteht. Mitochondrien besitzen eigenes Erbgut, das ringförmig angeordnet ist.

Der Aufbau der Zelle

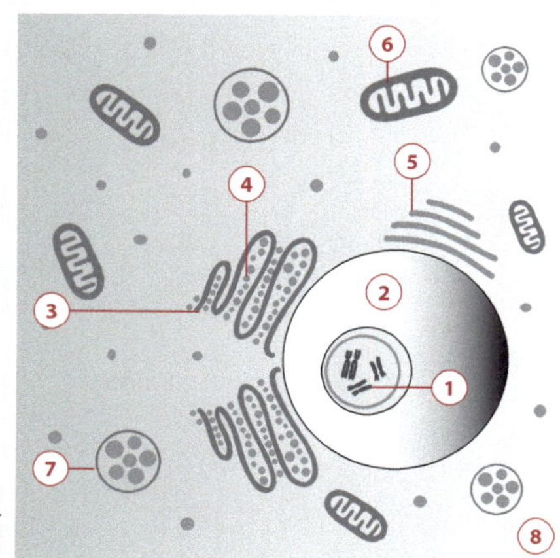

Zelle
1 Nukleolus
2 Zellkern (Nukleus)
3 endoplasmatisches Reticulum
4 Ribosomen
5 Golgi-Apparat
6 Mitochondrien
7 Lysosom
8 Zytoplasma

Jede Zelle hat eine Membran, welche die Zelle von der Umgebung abgrenzt. Durch diese Membran wird kontrolliert, was in die Zelle aufgenommen und was hinaustransportiert wird. Auf jeder Seite der Zellmembran befinden sich Ionen, elektrostatisch geladene Atome oder Moleküle unterschiedlicher Konzentrationen, die durch die Zellmembran getrennt gehalten werden. Dadurch wird ein Konzentrationsunterschied aufrechterhalten, welcher ein chemisches Potenzial bewirkt. Das durch die Zellmembran umschlossene Medium wird Zytoplasma genannt. Alle Zellen besitzen Desoxyribonukleinsäure (DNA), in der die Erbinformationen gespeichert sind, und Ribonukleinsäure (RNA), die zum Aufbau von Proteinen wie den Enzymen notwendig ist. Auf dem Bild auf Seite 137 sind weitere Bestandteile der Zelle dargestellt. Auf die einzelnen Funktionen soll aber hier nicht weiter eingegangen werden.

Aus all diesen Zellbestandteilen möchte ich nun das Augenmerk ganz besonders auf die Mitochondrien richten. Diese interessieren uns im Hinblick auf die Entstehung des chronischen Erschöpfungssyndroms.

Der Aufbau der Mitochondrien

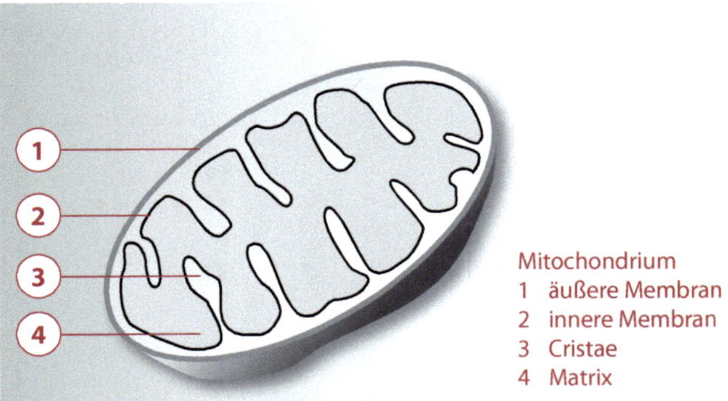

Mitochondrium
1 äußere Membran
2 innere Membran
3 Cristae
4 Matrix

Die äußere Membran umschließt das gesamte Mitochondrium und enthält Kanäle aus Proteinkomplexen, welche den Austausch von Molekülen und Ionen zwischen dem Mitochondrium und dem Zytoplasma der Zelle ermöglichen. Große Moleküle können die Membran nicht passieren.

Die innere Membran besteht aus Einstülpungen, Cristae (lateinisch: Kamm) genannt, wodurch die Oberfläche, an der die chemischen Reaktionen stattfinden, erheblich vergrößert wird. Die Membran enthält große Proteinkomplexe, welche für die eigentliche Energiegewinnung zuständig sind. Die innere Membran umschließt die Matrix, die interne Flüssigkeit des Mitochondriums. Sie enthält auch das Erbgut sowie die Enzyme des Citratzyklus. Außerdem zeigt das elektronenmikroskopische Bild an der inneren Mitochondrienmembran gestielte Köpfchen mit einem Durchmesser von 8,5 nm, die Elementarpartikel. Hier findet im Verlauf der Zellatmung die ATP-Bildung statt.

Durch das Zusammenspiel von Transport-, Export- und Importmechanismen mit verschiedenen Stoffwechselfunktionen ist es nicht verwunderlich, dass die Störung dieser Prozesse zu einer Einschränkung der Energieproduktion und somit zu Multisystemerkrankungen führen kann. Dabei sind in der Regel Gewebe mit hohem Energiebedarf besonders betroffen.

Die Atmungskette

Um zu leben, benötigt unser Körper ständig Energie, die wir in Form von Kohlenhydraten, Fetten und Eiweißen zu uns nehmen. Die in unseren Nahrungsmitteln steckende Energie muss jedoch in eine andere, verwertbare Form umgewandelt werden, in das ATP. Dieses ATP wird in den Mitochondrien über die Atmungskette hergestellt. Dabei handelt es sich um eine Abfolge von Reaktionsschritten, an deren Ende die Energie von Elektronen dazu benutzt wird, schließlich ATP zu erzeugen. Die bei verschiedenen Stoffwechselprozessen (z. B. Citratzyklus) in unserem Körper anfallenden Elektronen werden von der Atmungskette aufgenommen. Die Atmungskette ist an der inneren Mitochondrienmembran lokalisiert.

Die Elektronen können nicht sofort auf den Sauerstoff übertragen werden, sondern müssen schrittweise durch mehrere Zwischenschritte fließen, bevor sie dann schließlich zum Sauerstoff gelangen. Die Atmungskette enthält vier solcher Zwischenschritte, die Komplexe I bis IV genannt werden. In Komplex V entsteht dann schließlich das ATP.

Der Citratzyklus, die Drehscheibe des Stoffwechsels

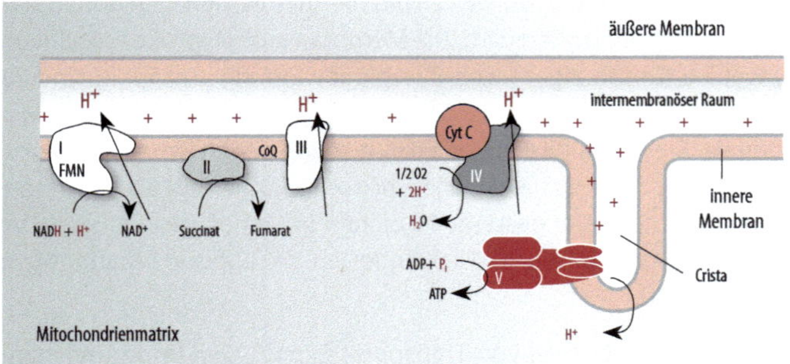

Anordnung der Komplexe der Atmungskette

Damit die Atmungskette über die oxidative Phosphorylierung die Energie in Form von ATP bereitstellen kann, müssen Wasserstoff-Atome zum Aufbau des Protonengradienten der Atmungskette zur Verfügung gestellt werden. Für diese Aufgabe wurde der Citrat- oder Zitronensäurezyklus entwickelt. Natürlich wird hier kein gasförmiger Wasserstoff eingesetzt, sondern sogenannte „Reduktionsäquivalente". Darunter versteht man chemisch gebundenen Wasserstoff, z. B. in Form von NADH/H^+ oder $FADH_2$.

Der Citratzyklus findet vollständig in der Matrix der Mitochondrien statt und kann in allen Zellen des menschlichen Körpers außer den roten Blutkörperchen (Erythrozyten) ablaufen. Der Citratzyklus verläuft in unmittelbarer Nachbarschaft zur Atmungskette, wodurch beide Prozesse optimal aneinander gekoppelt sind. Ein Enzym des Citratzyklus wird als Komplex II sogar direkt der Atmungskette zugerechnet. Beide Prozesse greifen also wie Zahnräder ineinander.

Bevor der Citratzyklus starten kann, muss erst einmal Acetyl-CoA bereitgestellt werden. Die Herstellung von Acetyl-CoA aus Coenzym A und Pyruvat wird als Schritt 0 des Citratzyklus bezeichnet, weil diese Reaktion eigentlich nicht zum Zyklus selbst gehört, sondern gleichzeitig auch als letzter Schritt der Glykolyse und letzter Schritt des Fettsäurenabbaus angesehen werden kann. Hier wird erkennbar, dass der Citratzyklus die Stoffwechselwege von Kohlenhydraten, Aminosäuren und Fetten miteinander verbindet.

Der Citratzyklus ist ein Kreisprozess, da das Eingangsmolekül Oxalacetat nach den acht Reaktionsschritten wieder unversehrt vorliegt. Beim Durchlauf eines Acetylrestes entstehen dabei zwei Moleküle CO_2, acht Wasserstoffatome, die dann an die Elektronentransporter der Atmungskette weitergegeben werden, und ein GTP (vergleichbar mit ATP).

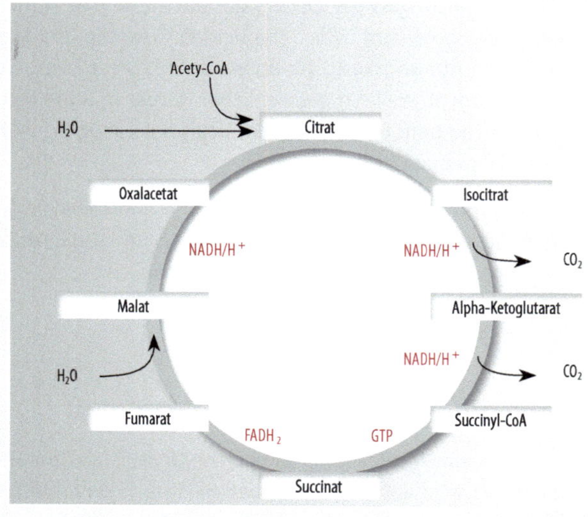

Citratzyklus

Die Zwischenstufen des Citratzyklus dienen als Vorstufen für weitere chemische Verbindungen wie:

- Glukose aus Oxalacetat
- Aminosäuren aus Alpha-Ketogluarat
- Häm aus Succinyl-CoA
- Fettsäure aus Citrat

Unser Körper nutzt als „Energiewährung" ATP. Im Citratzyklus entsteht davon aber nur 1 Molekül (eigentlich GTP). Die restliche Energie liegt in Form von Wasserstoffträgern $NADH/H^+$ oder $FADH_2$ vor. Diese werden in der nachfolgenden Atmungskette mit Sauerstoff oxidiert. Dabei geben sie ihren Wasserstoff wieder ab und stehen dem Citratzyklus wieder zur Verfügung. Hier ist ersichtlich, dass der Citratzyklus auf die aerobe Atmungskette angewiesen ist. Insgesamt liefern die beiden C-Atome des Acetats über Citratzyklus und Atmungskette 10 Moleküle ATP. Diese Menge wird auch dringend gebraucht, weil ein menschlicher Körper in Ruhe rechnerisch 70 kg ATP am Tag benötigt. Für ein zweistündiges Jogging werden zusätzlich 50 kg ATP gebraucht.

Werden Zwischenprodukte des Citratzyklus für Biosynthesezwecke gebraucht, müssen diese auch wieder aufgefüllt werden, um den Zyklus aufrechtzuerhalten. Dies ist an jeder beliebigen Stelle möglich.

Die Störung der Mitochondrienfunktion

Die Dynamik der Zellatmung

Die Atmungskette ist ein Beispiel dafür, wie sich im Organismus ein Gleichgewicht ausbildet. Es wird von den folgenden Faktoren beeinflusst: vom Sauerstoffangebot, vom Angebot der zur Verfügung stehenden Stoffwechselprodukte und deren Verarbeitung. Der Elektronenfluss führt schließlich zur Energiegewinnung. Sie nimmt zu, wenn ADP und Phosphat zur Verfügung stehen. ADP kann daher zum begrenzenden Faktor der Atmungskette werden. Das System hat dadurch selbstregulierende Eigenschaften.

Mitochondropathien

Mitochondropathien oder mitochondriale Krankheiten entstehen durch Störungen der Atmungskette und der oxidativen Phosphorylierung. Es handelt sich hierbei um eine Einschränkung der Energiegewinnung, denn ein vollständiger Ausfall dieser beiden Prozesse ist mit dem Leben nicht vereinbar. Die Ursachen der Mitochondropathien wurden erst in den letzten Jahren aufgeklärt.

Ursachen von Mitochondropathien

1. Genschädigungen (Mutationen)
2. Schädigungen von außen, z. B. durch sogenannte Entkoppler der Atmungskette
3. Schädigungen von innen, z. B. durch oxidativen Stress

1. Genmutationen

Die mitochondriale Genetik weist Besonderheiten auf:

Die Genetik der mitochondrialen DNA (mtDNA) unterscheidet sich in mehreren Punkten von der klassischen Genetik der nukleären DNA, die im Zellkern vorkommt.

Maternale Vererbung

Nach dem Eindringen der Spermien in die Eizelle werden die Mitochondrien und damit auch die mtDNA der Spermien zerstört. Die mtDNA des entstehenden Organismus leitet sich deshalb ausschließlich von der mtDNA der Mutter ab. Mutationen der mtDNA werden deshalb von der Mutter sowohl an die männlichen als auch an die weiblichen Kinder weitergegeben, aber nur die Töchter übertragen sie an weitere Nachkommen.

Mutierte und nicht mutierte DNA nebeneinander (Heteroplasmie)

Während jede Zelle normalerweise nur einen Zellkern mit zwei Kopien (Allelen) jedes Gens enthält, beträgt die Zahl der Mitochondrien pro Zelle je nach Zelltyp 100 bis 1000, und in jedem Mitochondrium sind 5 bis 10 Kopien der mtDNA enthalten. In einer Zelle können deshalb in großer Zahl sowohl mutierte als auch nicht mutierte Kopien der mtDNA vorhanden sein.

Schwellenwerteffekt

Das Verhältnis von mutierten und normalen Kopien der mtDNA kann in einem weiten Bereich schwanken. Eine Krankheit durch Mutation der mtDNA zeigt sich nicht graduell durch eine Zunahme der mutierten DNA-Kopien, sondern beim Überschreiten eines eng beschränkten Schwellenwertes des Verhältnisses von mutierter zu nicht mutierter mtDNA. Dies erklärt, dass mitochondriale Krankheiten erst im Verlauf des Lebens oder im höheren Alter auftreten.

Anhäufung von geschädigtem Erbgut (Replikative Segregation)

Bei der Zellteilung verteilen sich die Mitochondrien und die darin enthaltene mtDNA zufällig auf die Tochterzellen. Im Extremfall enthalten sie nur Mitochondrien mit normaler oder nur mit mutierter mtDNA. In der Regel wird das Verhältnis jedoch zwischen diesen beiden Extremen liegen. Die Belastung der Zelle durch mutierte mtDNA kann somit durch die Zellteilung sowohl zu- als auch abnehmen. Die Entstehung einer mitochondrialen Krankheit bei Überschreiten eines Schwellenwertes ist deshalb von der Vermehrung (Replikation) der Zellen abhängig.

Mutationsrate und Anhäufung der Mutationen

Die Häufigkeit der Mutationen der mtDNA ist 5- bis 20-fach höher als die der nukleären DNA im Zellkern. Die Gründe liegen wahrscheinlich darin, dass die mtDNA durch die Sauerstoff- und Stickstoff-Zwischenprodukte (Intermediate), die in der Atmungskette entstehen, geschädigt werden. Außerdem sind Reparaturmechanismen der mtDNA nur in geringem Ausmaß vorhanden. Es fehlen Histone, welche die DNA des Zellkerns schützen. Die Kopiergeschwindigkeit der mtDNA ist sehr hoch, wodurch häufig Fehler entstehen. Die Häufigkeit und die eingeschränkte Möglichkeit der mtDNA, dies zu reparieren, sind die Ursache dafür, dass die mitochondrialen Mutationen mit zunehmendem Lebensalter vermehrt auftreten. Mitochondriale Defekte mit Einschränkung der oxidativen Phosphorylierung spielen deshalb eine wichtige Rolle, besonders bei den chronischen, fortschreitenden und degenerativen Krankheiten.

Genmutationen, die zu mitochondrialen Krankheiten führen, betreffen sowohl die mitochondriale DNA als auch die nukleäre DNA.

2. Schädigung von außen durch Entkoppler und Hemmstoffe der Atmungskette

Als Atmungsketten-Entkoppler werden Stoffe bezeichnet, die den Elektronentransport so stören, dass die Atmungsketten-Phosphorylierung gehemmt wird. In Anwesenheit von Entkopplern, zu denen unter anderem Arsenat, Dicumarol, 2,4-Dinitrophenol und Thyroxin gerechnet werden, läuft die Zellatmung gleichsam im Leerlauf ab, also ohne Bildung von verwertbarer Energie in Form von ATP, die die Zelle braucht.

In einigen Geweben, wie im sogenannten braunen Fettgewebe mancher Säugetiere, kann unter bestimmten physiologischen Bedingungen, z.B. beim Erwachen aus dem Winterschlaf oder bei der Kältestarre, die oxidative Phosphorylierung entkoppelt sein. Die freie Energie geht dann in Wärme über. Auch Neugeborene besitzen braunes Fettgewebe. Dort erfolgt die kontrollierte Entkopplung der Atmungskette zur Aufrechterhaltung der Körpertemperatur durch Thermogenin.

3. Schädigung von innen durch Bildung von reaktiven Sauerstoff- oder Stickstoff-Zwischenprodukten (Radikalbildung)

Durch die Atmungskette werden 98 bis 99% des Sauerstoffs in einer Reaktionskaskade zu Wasser reduziert. Nur in sehr geringem Umfang wird beim Elektronentransfer aus molekularem Sauerstoff das hochreaktive Superoxidanion O_2^- gebildet. O_2^- setzt aus den Eisen-Kupfer-Schwefel-Komplexen der Enzyme der Atmungskette Eisen frei und inaktiviert dadurch den Elektronentransfer in der Atmungskette. Superoxid muss deshalb rasch beseitigt werden. Dies erfolgt z.B. mit Enzymen wie der Glutathion-Peroxidase oder der Superoxid-Dismutase, die im Matrixraum und im intermembranären Raum der Mitochondrien enthalten sind. Unter der Einwirkung der Superoxid-Dismutasen entsteht H_2O_2, das durch die Glutathion-Peroxidase in Wasser umgewandelt wird. In Gegenwart von Kupfer und Eisen kann aber aus dem Zwischenprodukt H_2O_2 das hochaktive Hydroxylradikal OH^- entstehen. Auch die mitochondrialen Proteine und die Lipide der mitochondrialen Membranen können aufgrund der engen Nachbarschaft geschädigt werden. Wenn die oxidative Phosphorylierung abnimmt, kommt es zu einer Zunahme der Sauerstoff-Intermediate, wodurch ein Circulus vitiosus, also ein Teufelskreis, in Gang gesetzt wird, der immer schneller wird.

Bei den Stickstoff-Zwischenprodukten ist die wichtigste chemische Verbindung Stickstoffmonoxid, chemisch NO. Stickstoffmonoxid ist eine in jeder Hinsicht ungewöhnliche Substanz im menschlichen Organismus: klein, gasförmig, membrangängig, kurzlebig und sehr reaktiv. Das Molekül besteht nur aus den beiden Atomen Stickstoff und Sauerstoff. Es trägt zwei ungepaarte Elektronen und ist paramagnetisch.

Stickstoffmonoxid wird von Nervenzellen, Endothelzellen – das sind Zellen in den Blutgefäßen – und aktivierten Makrophagen (Fresszellen) gebildet. Es entsteht aus der Aminosäure Arginin. Dabei wird Citrullin gebildet. Stickstoffmonoxid kann nicht gespeichert werden. Es wird unmittelbar bei seiner Bildung freigesetzt. Als Radikal hat es nur eine sehr kurze Halbwertszeit von wenigen Sekunden, dann reagiert es mit anderen Verbindungen, die ungepaarte Elektronen besitzen (O_2, O_2^-, Eisen, Kupfer, Mangan). Da NO aber andererseits leicht durch Gewebe diffundieren kann, ist seine Reichweite trotz der kurzen Halbwertszeit recht groß.

Stickstoffmonoxid hat vielfältige Wirkungen im menschlichen Organismus. Es ist ein „Kampfstoff" der Makrophagen, es ist eine Signalsubstanz von Nervenzellen, es reguliert den Spannungszustand von Blutgefäßen, senkt den Blutdruck und hemmt die Blutgerinnung. Stickstoffmonoxid ist allerdings auch ein Zellgift. In höheren Dosen verursacht NO Zelltod und zerstört Gewebe. Es reagiert mit Eiweißstoffen und Nukleinsäuren und verändert sie. Die Folge ist eine Funktionsstörung in den Mitochondrien bis zu deren Untergang, z. B. im Nervengewebe und im Gefäßsystem.

Die Entstehung freier Radikale in der Zelle ist eigentlich ein physiologischer Prozess. Freie Radikale sind quasi der Preis, den der Organismus für ein äußerst wirkungsvolles System der Energiegewinnung zahlt. Denn die Bildung von Radikalen beeinflusst wesentlich den Zusammenhalt und die Lebensfähigkeit des Organismus. Die Radikalbildung wird maßgeblich durch folgende Faktoren beeinflusst:

- *Funktionsfähigkeit der Mitochondrien:* Je weniger gut die mitochondriale Atmungskette funktioniert und je älter die Mitochondrien sind,

desto höher ist der Anteil unvollständig genutzter Sauerstoffmoleküle.
- *Erhöhter Energiebedarf und erhöhte Energiezufuhr:* Je höher der Energiebedarf (körperliche Arbeit, Sport) und je höher die Energiezufuhr (energiereiche Kost, übermäßiges Essen) sind, desto mehr freie Radikale fallen an. Verminderte Kalorienzufuhr und Verbesserung antioxidativer Schutzmechanismen, wie z. B. das Nichtrauchen, sind der sicherste Weg zur Senkung der Radikalbildung.

Oxidativer Stress entsteht also durch eine Störung der Balance von oxidativen und antioxidativen Prozessen.

Energiedefizit der Zelle

Die Bereitstellung von Energie in Form von ATP ist für alle Organe und Zellen notwendig. Mitochondriale Krankheiten manifestieren sich bevorzugt an Organen mit hohem Energiebedarf, wie dem zentralen Nervensystem, der Skelettmuskulatur, dem Herzmuskel, der Leber und der Niere. Aber auch Gewebe mit geringer Erneuerungsrate sind häufig betroffen, weil geschädigte Zellen nicht oder nur ungenügend entfernt und durch normale Zellen ersetzt werden können. Prinzipiell können mitochondriale Krankheiten an jedem Organ auftreten. Besonders häufig ist die Schädigung mehrerer Organe mit der Folge von Symptomkombinationen (Syndrome).

Stoffwechselveränderungen aufgrund mitochondrialer Erkrankungen sind besonders nach körperlicher Belastung ausgeprägt. Deshalb werden auch Ergometertests zur Frühdiagnose mitochondrialer Krankheiten eingesetzt. Mit speziellen Verfahren können Defekte einzelnen Abschnitten der Atmungskette zugeordnet werden. Allgemeine biochemische Parameter der mitochondrialen Krankheiten sind entsprechend der eingeschränkten oxidativen Phosphorylierung:

- Zunahme der Laktat-Konzentration (Milchsäure) im Blut
- Zunahme des Laktat-Pyruvat-Quotienten im Blut
- Entwicklung einer Laktat-Azidose mit Übersäuerung nach Überschreitung der Kompensationsmechanismen (metabolische Azidose)

- Anhäufung von Ketonkörpern (Aceton), da Acetyl-CoA nicht in den Citratzyklus eingeschleust werden kann und deshalb zur Bildung von Acetoacetat verwendet wird.
- Abnahme von ATP im Gewebe

ATP – Die „Energiewährung"

ATP ist die universelle Speicherform für chemische Energie in den Zellen. Bei der Abspaltung der Phosphatgruppen entsteht ADP und P (anorganisches Phosphat). Diese Reaktion ist stark „exergon", d. h. es wird Energie frei. Diese Energie wird durch energetische Kopplung zum Aufbau von chemischen Verbindungen sowie für Bewegungs- und Transportvorgänge für die Zelle nutzbar gemacht. Diese Vorgänge sind „endergon", d. h. sie laufen nur unter Energiezufuhr ab. ATP wirkt im Stoffwechsel dadurch, dass es seine Phosphatgruppe auf andere Substanzen (z. B. Zucker) überträgt. Diese können erst verändert (z. B. gespalten) werden, wenn sie mindestens eine, manchmal zwei Phosphatgruppen enthalten.

ATP steht für Adenosintriphosphat. Es ist ein Nucleotid, bestehend aus dem Triphosphat des Nucleosids Adenosin. Adenosin besteht aus dem Purin Adenin und dem Zucker Ribose. AMP (Adenosinmonophospat) und ADP (Adenosindiphosphat) enthalten ein bzw. zwei Phosphatreste.

ATP ist der Prototyp einer energiereichen Verbindung. Das System der Adenosinphosphate ist das universelle Energieübertragungssystem aller Lebewesen. Es ist sehr früh in der Evolution entstanden.

Bei der Spaltung von ATP zu ADP werden 126,8 kJ Energie pro kg frei. Im Vergleich zum Brennwert von Benzin, welcher ca. bei 43 000 kJ pro kg liegt, oder Wasserstoff, dessen Brennwert bei rund 120 000 kJ pro kg liegt, hat ATP einen äußerst niedrigen Energiegehalt.

Die täglich umgesetzte Menge an ATP ist groß. Ein Mensch produziert am Tag etwa 70 kg ATP, das entspricht etwa seinem Körpergewicht.

ATP ist teuer. Derzeit wird es als Chemikalie zum Preis von etwa 8 Euro/ Gramm angeboten.

Die Tagesproduktion eines Menschen hat somit einen „Wert" von mehr als einer halben Million Euro.

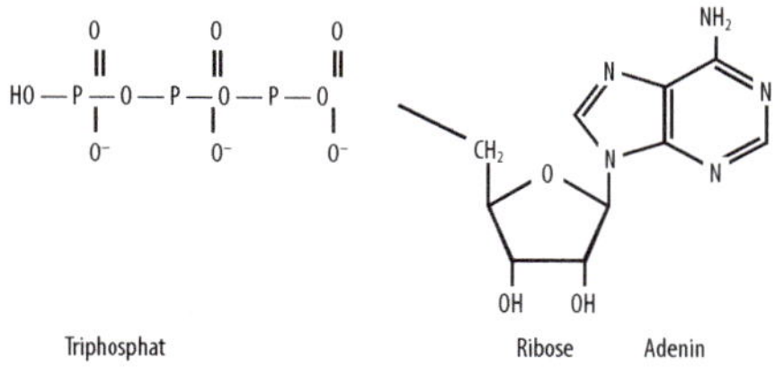

Triphosphat Ribose Adenin

ATP (Adenosintriphosphat)

Stoffwechsel in der Muskulatur

Muskeln wandeln chemische Energie aus ATP in mechanische Arbeit um. ATP liefert die Energie für die Muskelkontraktion. Ein weiteres energiereiches Phosphat ist das Kreatinphosphat. Diese Substanz überträgt das Phosphat auf ADP, sodass neues ATP zur Verfügung steht. Damit stellt Kreatinphosphat eine Energiereserve dar, die eine schnelle Regeneration von ATP erlaubt. Muskeln gewinnen ihre Energie aus Fettsäuren und Glukose. Die Ausstattung verschiedener Muskelarten mit Enzymen, Mitochondrien und dem Sauerstoffträger Myoglobin kann sehr unterschiedlich sein.

Muskeln, die eine große Arbeitsleistung kurzfristig erbringen müssen, decken ihren Energiebedarf meist durch anaerobe Glykolyse, d. h. durch den Abbau von Glukose bis zum Pyruvat und schließlich zum Lactat (Milchsäure). Diese Muskeln haben einen geringen Myoglobingehalt und deshalb sehen diese Muskelfasern hell aus. Sie werden als weiße Muskelfasern oder auch als Typ-2-Fasern bezeichnet.

Ihnen werden die roten Muskelfasern (Typ-1-Fasern) gegenübergestellt. Sie müssen Dauerarbeitsleistungen vollbringen und weisen einen hohen Gehalt an Myoglobin auf. Die roten Muskelfasern, zu denen auch die Herzmuskeln gehören, arbeiten aerob. Sie enthalten sehr viele Mitochondrien. Sie sind auch reich an Enzymen des Citratzyklus und der Atmungskette. Sie verbrennen vor allem Fettsäuren.

Stoffwechsel des Nervensystems

Der Stoffwechsel des Nervensystems ist in hohem Maße von der Sauerstoffzufuhr abhängig. Im Ruhezustand verbraucht das menschliche Gehirn etwa 20 % des insgesamt vom Organismus aufgenommenen Sauerstoffs, obwohl das Gehirn nur 2 % des Körpergewichts ausmacht. Der Energiestoffwechsel ist im Wesentlichen ein Stoffwechsel von Glukose, die über Glykolyse, Citratzyklus und Atmungskette vollständig verwertet wird. Die niedrigen Glykogenreserven reichen nicht aus, um bei einem raschen Abfall der Glukosekonzentration im Blutplasma den Energiebedarf der Nervenzellen zu decken. Dies kann so innerhalb von Sekunden zur Bewusstlosigkeit und innerhalb von Minuten zu irreversiblen Schäden führen.

Stoffwechselwege der Neurotransmitter

Der Serotoninstoffwechsel

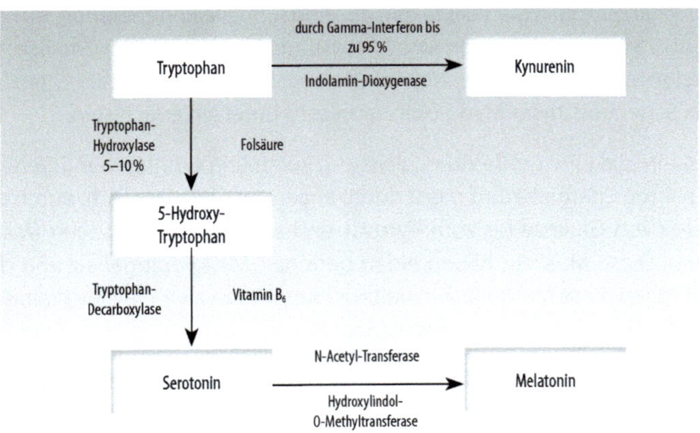

Die Botenstoffe des Gehirns (Neurotransmitter) werden aus Aminosäuren, also aus Eiweißbausteinen, gebildet. Für die Umwandlung sind Hilfsstoffe notwendig, die Kofaktoren genannt werden. Entscheidend ist, ob die benötigten Moleküle die Blut-Hirn-Schranke passieren können.

Das Gehirn wird zwar sehr gut durchblutet, jedoch besteht zwischen der Blutbahn und dem Gehirn eine Permeabilitätsbarriere, die als Blut-Hirn-Schranke bezeichnet wird. Sie grenzt das Zentralnervensystem vom übrigen Organismus ab. Sie ist nicht nur für Eiweiße, sondern auch für die meisten anderen Moleküle undurchlässig. Wasserlösliche Moleküle wie Glukose oder Aminosäuren erreichen das Gehirn nur durch entsprechende Transportsysteme.

Serotonin ist ein biogenes Amin und kommt nicht nur in den Nervenzellen des Gehirns vor, sondern auch in der Schleimhaut des Magen-Darm-Traktes und in den Blutplättchen (Thrombozyten), die es selbst nicht bilden können und das Serotonin aus dem Blut aufnehmen müssen. Serotonin selbst kann die Blut-Hirn-Schranke nicht passieren. Serotonin wird aus der Aminosäure Tryptophan über 5-Hydroxy-Tryptophan gebildet, Folsäure und Vitamin B_6 sind Kofaktoren. Serotonin wird weiter zu Melatonin verstoffwechselt. Tryptophan gelangt relativ schlecht durch die Blut-Hirn-Schranke. Eine eiweißreiche Ernährung verschlechtert die Aufnahme, weil dann die anderen Aminosäuren mit Tryptophan um das Transportsystem konkurrieren, eine kohlenhydratreiche Ernährung verbessert die Aufnahme, weil das erhöhte Insulin dann das Tryptophan-Angebot im Gehirn verbessert. 5-Hydroxy-Tryptophan kann dagegen gut die Blut-Hirn-Schranke passieren, sodass diese Substanz bevorzugt eingesetzt wird.

Die Aktivität der Tryptophan-Hydroxylase kann genetisch vermindert sein. Die Umwandlung zu 5-Hydroxy-Tryptophan erfolgt nur in sehr geringen Mengen. Bestehen gleichzeitig Entzündungen mit einer Aktivierung von Interferon, wird Tryptophan nahezu vollständig in Kynurenin umgewandelt und steht nicht mehr zur Serotonin- und Melatoninbildung zur Verfügung.

Wie alle Botenstoffe wird Serotonin nach seiner Ausschüttung und seiner Signalfunktion sofort wieder abgebaut, damit die Nervenzelle für das nächste Signal wieder bereit ist. Zur Einsparung des Serotonins existiert ein Transportsystem, der Serotonintransporter, wodurch nach kurzer Zeit wieder Serotonin zur Verfügung steht, sodass die Neubildung gesenkt werden kann. Auch hier gibt es genetische Varianten. Alle modernen Antidepressiva, sogenannte Serotoninwiederaufnahmehemmer, wirken über die Blockade des Serotonintransporters.

Serotonin hat ein breites Wirkungsspektrum. Es wirkt stimmungsaufhellend, entspannend, aggressionsmindernd, schlaffördernd, angstlösend und antidepressiv. Es erhöht die Schmerzschwelle. Es beeinflusst das Essverhalten und stoppt den Heißhunger auf Kohlenhydrate.

Melatonin wird in der Epiphyse, auch Zirbeldrüse genannt, aus Serotonin gebildet. Sie ist eine kleine, etwa 1 cm lange Drüse im Gehirn. Die alten Anatome hielten sie für den Sitz der Seele. Sie zeigt eine starke Lichtsensibilität und verarbeitet Nervenimpulse, die vom Auge kommen. Melatonin wird überwiegend in der Nacht gebildet und durch Dunkelheit gefördert. Melatonin beeinflusst verschiedene Hormonsysteme und gibt dadurch die eigene Tagesrhythmik an diese weiter. Melatonin ist ein chemischer Zeitgeber, der dem Körper Dunkelheit signalisiert. Es ist außerdem ein sehr guter Radikalenfänger. Die höchsten Blutspiegel haben Kinder, sie fallen dann zum Ende der Pubertät ab. Mit zunehmendem Alter geht der Blutspiegel immer weiter zurück.

Die Katecholamine Dopamin, Noradrenalin und Adrenalin werden aus den Aminosäuren Phenylalanin oder aus Tyrosin gebildet. Kofaktoren sind vor allem Vitamin B_6, aber auch Vitamin C, Kupfer, Eisen und Folsäure.

Dopamin ist die Vorstufe von Noradrenalin und Adrenalin und gleichzeitig selbst ein wichtiger Botenstoff. Dopamin steuert Motorik, Koordination, Konzentration und Motivation.

Der Anstieg von Noradrenalin steht am Beginn eines akuten Stressereignisses und aktiviert die Stresshormonachse. Noradrenalin steigert den Blutdruck ohne den Puls zu erhöhen. Noradrenalin fördert Aufmerksamkeit und Motivation.

Adrenalin steigert die Pulsfrequenz und den Blutdruck. Adrenalin sorgt für die Bereitstellung von Energie, insbesondere Glukose. Die Zunahme der Atemfrequenz verbessert die Sauerstoffaufnahme.

Der Katecholamin-Stoffwechsel

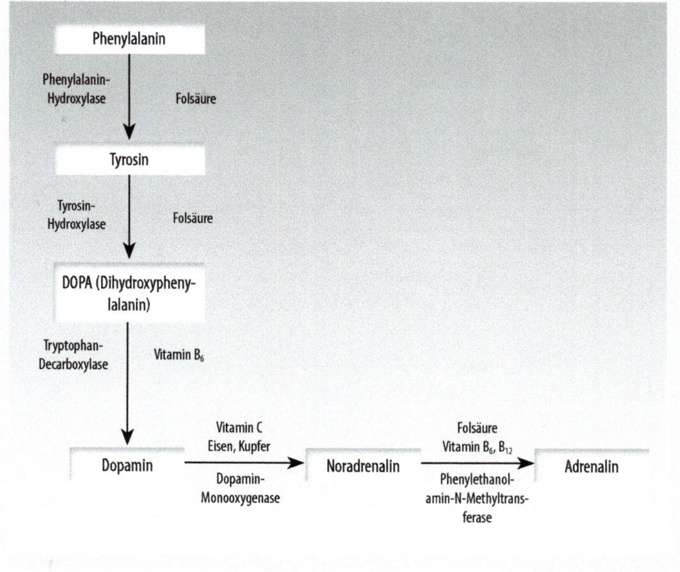

Der Glutamat- und GABA-Stoffwechsel

Nebenweg des Citratzyklus

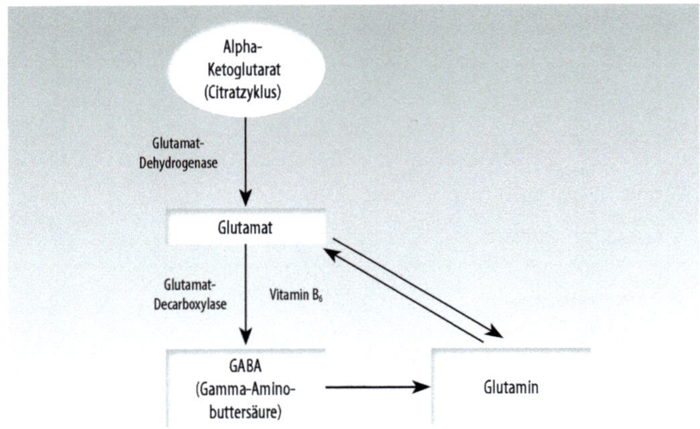

Glutamat ist der wichtigste erregende Botenstoff im Gehirn. Es spielt eine große Rolle bei der Übertragung von Sinneswahrnehmungen, bei Lernvorgängen und beim Gedächtnis. Glutamat unterdrückt das Sättigungsempfinden, im Überschuss schädigt es das Gehirn.

Glutamat kommt aus dem Citratzyklus und entsteht aus alpha-Ketoglutarat. Dieser Reaktionsweg stellt eigentlich eine Entgiftung dar, weil Ammoniak gebunden wird. Glutamat kann auch aus Glutamin gebildet werden. Es ist ebenfalls eine Aminosäure. Sie gelangt problemlos durch die Blut-Hirn-Schranke. Aus Glutamat entsteht GABA, der wichtigste dämpfende Botenstoff. Glutamin wird verabreicht, wenn die Katecholamine stark erhöht sind und die Ausscheidung von GABA über dem Normbereich liegt. Dadurch wird eine Überstimulation des Gehirns vermieden. In dieser Situation werden als Kofaktoren zusätzlich meist Taurin und Theanin hinzugefügt. Taurin und Theanin sind ebenfalls beruhigende Aminosäuren. GABA wirkt angstlösend, schmerzstillend, muskelentspannend, krampflösend und blutdruckstabilisierend. GABA fördert den Schlaf.

Literatur und weitere Informationen

Bücher zum Thema

Chronisches Müdigkeits- und Fibromyalgiesyndrom. Peter A. Berg (Hrsg). Springer, Berlin 2003, ISBN 978-3-540-44194-6

Das Fibromyalgie-Syndrom. Tom Laser, Dieter Pongratz. Zuckschwerdt, München 2008, ISBN 978-3-88603-937-1

Das Fibromyalgie-Syndrom. Gunther Neeck (Hrsg). UNI-MED, Bremen 2007, ISBN 978-3-89599-606-1

Multiple Chemikalien-Sensitivität (MCS). Hans-Ulrich Hill, Wolfgang Huber, Kurt E. Müller. Shaker, Aachen 2010, ISBN 978-3-8322-9046-7

Das HWS-Trauma. Bodo Kuklinski. Aurum 2006, ISBN 978-3-89901-068-8

Leben mit KPU – Kryptopyrrolurie. Joachim Strienz. Zuckschwerdt, München 2013, ISBN 978-3-86371-115-3

Leben mit Hashimoto-Thyreoiditis. Leveke Brakebusch, Armin Heufelder. Zuckschwerdt, München 2013, ISBN 978-3-86371-109-2

Leitfaden Mikronährstoffe. Edmund Schmidt, Nathalie Schmidt, Urban & Fischer bei Elsevier, München 2004, ISBN 978-3-437-56540-3

Karlsons Biochemie und Pathobichemie. Peter Karlson, Detlef Doenecke, Jan Koolman, Georg Fuchs, Wolfgang Gerok. Thieme, Stuttgart 2005, ISBN 978-3-13-357815-8

MSM, eine Super-Substanz der Natur. Frank Liebke. VAK, Kirchzarten 2014, ISBN 978-3-867311-18-1

Das MSD Manual. Urban & Fischer bei Elsevier, München 2007, ISBN 978-3-437-21761-6

Leben mit MCS. Beate Maria Schiele, Irmtraut Eder-Stein, Books on Demand 2002, ISBN 978-3-8311-2998-0

Handbuch Chemikalienunverträglichkeit (MCS). Werner Maschewsky. Medi, Hamburg 1996, ISBN 978-3-9803957-4-8

Arzneimittel und Mikronährstoffe. Uwe Gröber. Wissenschaftliche Verlagsgesellschaft, Stuttgart 2013, ISBN 978-3-8047-3178-3

Histamin-Intoleranz, Histamin und Seekrankheit. Reinhard Jarisch, Thieme, Stuttgart 2013, ISBN 978-3-13-105383-1

Endokrinologie für die Praxis. Frank Herrmann, Peter Müller, Tobias Lohmann. Thieme, Stuttgart 2014, ISBN 978-3-13-131017-0

Bleiben Sie länger jung. Thierry Hertoghe, Jules-Jacques Nabet, Mosaik, München 2002, ISBN 978-3-576-11652-8

Balance statt Burn-out. Linneweh, Heufelder, Flasnoecker. Zuckschwerdt, München 2013, ISBN 978-3-86371-098-9

Selbsthilfeorganisation

Fatigatio e.V.,
Bundesverband chronisches Erschöpfungssyndom
(CFS/CFIDS/ME)
Albrechtstraße 15
D-10117 Berlin
Telefon: 030 3101889-0
E-Mail: info@fatigatio.de
www.fatigatio.de

Labore

Biovis Diagnostik MVZ GmbH
Julius-Staudt-Straße 2
D-65555 Limburg-Offheim
Tel: 06431 21248-0
E-Mail: info@biovis.de
www.biovis.de

Ganzimmun Diagnostics AG
Hans-Böckler-Straße 109
D-55128 Mainz
Tel.: 06131 7205-0
E-Mail: info@ganzimmun.de
www.ganzimmun.de

Institut für Medizinische Diagnostik Berlin
Nicolaistraße 22
D-12247 Berlin-Steglitz
Tel.: 030 77001-322
E-Mail: info@imd-berlin.de
www.imd-berlin.de

Lab4more GmbH
Augustenstraße 10
D-80333 München
Telefon: 089 543217-0
E-Mail: info@lab4more.de
www.lab4more.de

Labor Dr. Bayer im Synlab MVZ
Max-Lang-Straße 58
D-70771 Leinfelden-Echterdingen
Telefon: 0711 16418-0
E-Mail: info@labor-bayer.de
www.labor-bayer.de

MVZ Laborzentrum Ettlingen GmbH
Otto-Hahn-Straße 18
D-76275 Ettlingen
Tel.: 07243 51601
E-Mail: info@laborzentrum.org
www.laborzentrum.org

RD Laboratorien für biologische Forschung
Mühlstraße 8
D-86911 Dießen
Tel.: 08807 91151

Websites

www.leben-mit-cfs.de
www.fatigatio.de
www.cfs-aktuell.de
www.lost-voices-stiftung.org
www.mecfs.de
www.csn-deutschland.de
www.co-cure.org
www.cfs-portal.de
www.buendnis-mecfs.de
www.leben-mit-kpu.de

Impressum

Die Deutsche Nationalbibliothek verzeichnet diese Publikation in der Deutschen Nationalbibliografie. Detaillierte bibliografische Daten sind unter **http://dnb.d-nb.de** abrufbar.

ISBN 978-3-86371-314-0

Grafinger Str. 31, 81671 München
post@zuckschwerdtverlag.de

Aus Gründen der besseren Lesbarkeit wird teilweise auf die gleichzeitige Verwendung männlicher und weiblicher Sprachformen verzichtet.

Druck und Bindung:
Elanders GmbH, D-71332 Waiblingen
Printed in Germany

Dieses Buch ist auch als E-Book erhältlich.

Abbildungsverzeichnis